TOPOGRAPHISCHE ANATOMIE DRINGLICHER OPERATIONEN

VON

J. TANDLER

O. Ö. PROFESSOR DER ANATOMIE AN DER UNIVERSITÄT WIEN

ZWEITE, VERBESSERTE AUFLAGE

MIT 56 ZUM GROSSEN TEIL FARBIGEN ABBILDUNGEN IM TEXT

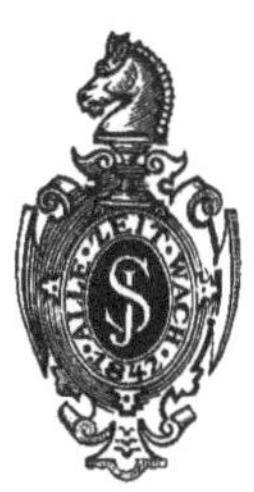

BERLIN
VERLAG VON JULIUS SPRINGER
1923

ISBN 978-3-642-51241-4 ISBN 978-3-642-51360-2 (eBook)
DOI 10.1007/978-3-642-51360-2

Vorwort zur ersten Auflage.

Der Wunsch und der Wille, dem leidenden Mitmenschen zu helfen, stellt wohl jenes primitive Gefühl dar, aus welchem sich die Liebe des Arztes zu seinem Beruf erklärt. Erfüllt dieser Wille schon in Friedenszeiten das ärztliche Denken und Handeln, um wieviel mehr muß es in der Zeit der großen Not jeden beseelen, der sich dem ärztlichen Studium und der medizinischen Kunst gewidmet hat, auch dann, wenn er der ausübenden Kunst ferner steht.

Der Wunsch zu helfen war der Vater jenes Gedankens, dem dieses Buch seine Entstehung verdankt. Es stellt nicht mehr dar, als eine Reihe von Vorlesungen, welche ich schon vor Jahren über die Topographie der dringlichen Operationen gehalten habe, Ausführungen, welche auch größtenteils in meinem Kolleg über topographische Anatomie enthalten sind.

„Wenn operieren logisch handeln heißt, dann ist die anatomische Erkenntnis eine unumgängliche Prämisse dieser Handlung.“

Mögen die folgenden Ausführungen den Helfern in der Not als willkommene Prämissen zu ihren logischen Handlungen dienen.

Wien, im Herbst 1915.

J. Tandler.

Vorwort zur zweiten Auflage.

Die erste Auflage der topographischen Anatomie dringlicher Operationen war wie die Vorrede sagt, vor allem für die Helfer in der Not des Krieges bestimmt. Seit längerer Zeit ist dieses Buch vergriffen, daher hat mich der Verleger aufgefordert eine zweite Auflage zu veranstalten, eine Verpflichtung, der ich hiemit nachkomme, weil ich der Meinung bin, daß die Topographie dringlicher Operationen den Ärzten auch in Friedenszeiten dienen könne. Besondere Veränderungen, vor allem Neuaufnahmen von Operationen habe ich unterlassen, da ich der Meinung bin, daß es nicht meine Aufgabe sein kann die Topographie aller dringlichen Operationen zu publizieren, schon deshalb nicht, weil viele der lebensrettenden Eingriffe in ihrer ungeheueren Variabilität gar nicht topographisch-anatomisch zu fassen sind. Aus diesem Grunde bleibe ich bei dem einmal eingenommenen Standpunkt, obwohl einzelne Referenten des Buches eine Erweiterung der Topographie dringlicher Operationen gewünscht haben. Sonst habe ich mich bemüht, Mängel, welche von einzelnen Seiten hervorgehoben wurden, nach Möglichkeit zu beheben.

Wien, im Juli 1922.

J. Tandler.

Inhaltsverzeichnis.

Einleitung.

Dringliche Operationen sind solche, welche unmittelbar lebensrettend wirken sollen. Ihre Dringlichkeit festzustellen, demnach ihr Indikationsgebiet zu umgrenzen, ist Gegenstand der chirurgischen Erkenntnis, ihre Durchführung Vorwurf der operativen Kunst. Es kann daher keinsfalls die Aufgabe des Anatomen sein, über die Indikationsstellung, die Ausführbarkeit und die Art der Ausführung dringlicher Operationen zu sprechen. Viele dieser Operationen erhalten ihre Dringlichkeit nicht so sehr durch die aus der Topik oder der Physiologie eines Organes hervorgehenden Eigentümlichkeiten oder Störungen, als vielmehr aus der Pathogenese eines mehr minder plötzlich auftretenden Prozesses. Dahin gehören beispielsweise die oft dringliche, also lebensrettende Eröffnung eines Abszesses oder das Debridement nach Verletzung des Schädels. Für diese Operationen ist die landläufige Kenntnis der Anatomie genügend, die Indikationsstellung entscheidend. Für solche Eingriffe können wir auch kaum topographische Anhaltspunkte geben. Ganz anders verhalten sich jene Operationen, bei welchen, die Dringlichkeit des Eingriffes vorausgesetzt, der Erfolg von der genauen Kenntnis der gegenseitigen Lagebeziehung der Organe bei deren Aufsuchung oder Bloßlegung abhängig ist. Hier könnte man von typischen dringlichen Operationen sprechen, bei welchen die topographisch-anatomische Kenntnis unterstützend, ja vielfach entscheidend sein kann. In diese Kategorie operativer Eingriffe gehören die dringlichen Unterbindungen der Blutgefäße, die Bronchotomie, die Herniotomie und ähnliche Operationen. Doch soll damit keineswegs gesagt sein, daß die folgenden Vorlesungen sich etwa mit der Topographie sämtlicher typischen Unterbindungen oder sämtlicher Herniotomien beschäftigen sollen. Vielmehr sollen nur jene Eingriffe topographisch-anatomisch erläutert werden, welche nach der Aussage hervorragender Chirurgen als dringliche bezeichnet werden müssen. Da es sich nicht darum handelt, Anweisungen chirurgischer Natur zu geben, sondern kurz die Topik jener Region, in welcher sich die betreffende Operation abspielt, unter dem Gesichtswinkel chirurgischer Hilfeleistung darzustellen, so kann die in den Vorlesungen getroffene Einteilung des Stoffes nicht eine chirurgische, sondern nur eine anatomische sein. Wir werden demnach von dringlichen Operationen am Gefäßsystem, am Respirationstrakt, am Digestionstrakt und am Urogenitaltrakt sprechen können.

I. Vorlesung.

Operationen am Gefäßsystem.

Luftembolie, Tamponade des Herzbeutels, Hirnkompression, Adelmannsche Beugungen, Momburgsche Umschnürung.

Meine Herren! Die dringlichen Operationen am **Blutgefäßsystem** haben nicht als einzige Aufgabe den Tod durch Verblutung hintanzuhalten. Kontinuitätstrennungen im Bereiche des Gefäßsystemes schließen nämlich noch eine Reihe anderer Gefahren in sich. Dahin gehört die Luftembolie, die Tamponade des Herzbeutels bei Herzverletzungen und die Hirnkompression bei meningealen Blutungen. Folglich werden in das Gebiet der dringlichen Operationen am Gefäßsystem auch noch jene Eingriffe gehören, welche die Luftembolie verhindern, die Tamponade des Herzbeutels und die Hirnkompression aufheben.

Ich möchte die Darstellung der dringlichen Operationen am Gefäßsystem mit der Besprechung der **Luftembolie** beginnen, und zwar deshalb, weil unter Umständen die drohende Gefahr der Luftembolie diejenige ist, welche das ärztliche Handeln vom ersten Moment an bestimmen kann oder bestimmen muß. Es ist nämlich möglich, daß wir durch das einfache Zugreifen oder durch eine Lageveränderung des vor uns liegenden Patienten bereits die Entstehung einer Luftembolie auslösen können.

Die physiologische Grundlage der Luftembolie ist durch die Saugwirkung in bestimmten Abschnitten des venösen Schenkels unseres Kreislaufes gegeben, welche in letzter Linie auf die saugende Kraft unseres Thorax zurückzuführen ist. Die Fortpflanzung dieser Saugkraft vom Thorax auf periphere Abschnitte unseres Gefäßsystems ist von bestimmten Eigentümlichkeiten der Venen an typischen Körperstellen abhängig. Als solche sind aufzuzählen der Kopf, der Hals, die Infraklavikularregion, die Axilla und die Schenkelbeuge. Am Kopfe handelt es sich um die Sinus durae matris, am Halse um die Jugularvenen, in der Regio infraclavicularis und in der Axilla um die Vena subclavia resp. axillaris, in der Schenkelbeuge um die Vena femoralis. An allen diesen Stellen ist die Gefahr der Luftembolie natürlich an eine Kontinuitätstrennung sämtlicher die Venen deckenden Schichten gebunden. Es kann aber an anderen Stellen auch ohne äußere Verletzung zur Luftembolie kommen, wie wir dies bei der intrauterinen Luftembolie sehen.

Eine notwendige Voraussetzung für das Eintreten der Luftembolie ist die Unfähigkeit der betreffenden Vene zu kollabieren, eine Eigenschaft, welche mit der Art der Fixation der Venenwand zusammenhängt. Diese Fixationen stellen Hilfsvorrichtungen für die Mechanik des Blutrückflusses dar und sind als solche physiologische Einrichtungen des menschlichen Körpers. Es ist eine ganz allgemeine Eigenschaft der Venen, daß sie sich zu der Gefäßscheide durchschnittlich anders verhalten als die Arterien. Während die Adventitia der Arterien nur durch lockere Bindegewebsfasern mit der benachbarten Wand der Vagina vasorum verbunden ist, sehen wir fast überall die adventitielle Scheide der Venen mit der Vagina vasorum durch straffere Bindegewebszüge in Verbindung. Dies trifft vor allem für die Vena jugularis, die Vena subclavia und Vena femoralis zu. Da die Vagina vasorum in der Spannung ihrer Wand selbst wieder von der Spannung der benachbarten Gebilde, vor allem der Muskulatur abhängig ist, so ist es klar, daß die Wandspannung der betreffenden Vene und damit die Weite ihres Lumens von dem Zustande der benachbarten Muskeln und Faszien abhängig sein wird. An den eben erwähnten Stellen sind die fixatorischen Einrichtungen der Venen ganz besonders entwickelt und lassen sich als eigene Apparate präparatorisch darstellen.

Gehen wir nach der Beschreibung der allgemeinen Bedingungen nun auf das Verhalten der hier hauptsächlich in Betracht kommenden Venenabschnitte über. Die *Sinus durae matris* stellen insoferne eine Ausnahme dar, als bei ihnen die Wandspannung und damit die Unfähigkeit zu kollabieren durch die Steifheit der Wände selbst herbeigeführt wird.

Die *Vena jugularis* ist in ihrer Weite im oberen Anteile des Halses hauptsächlich von der Spannung der medialen Faszie des Musculus sternocleidomastoideus abhängig. Jenseits der Kreuzungsstelle zwischen Musculus omohyoideus und Vene ist die vordere Wand der Gefäßscheide an die *Fascia omoclavicularis* geheftet, so daß die Spannung dieser Faszie die Weite der Vene bestimmt. Da die Spannung der Faszie selbst einerseits von den Bewegungen des Kehlkopfes, andererseits von jenen des Schultergürtels abhängig ist, so ist es klar, daß Bewegungen innerhalb dieser Apparate zur Erweiterung resp. Verengerung des Venenlumens führen müssen.

Die *Vena subclavia* ist am Durchtritt durch die vordere Scalenuslücke und peripher davon einerseits an der ersten Rippe, andererseits an der Faszie des Musculus subclavius fixiert. Bewegungen der Clavicula werden demnach die Vene erweitern, bzw. verengern (vgl. Abb. 18). Die *Vena axillaris*, ebenso wie unter Umständen die hoch hinaufreichende *Vena basilica*, zeigen besonders intime Beziehungen zur Fascia axillaris profunda, resp. superficialis. Da der Spannungszustand dieser Faszien selbst wieder abhängig ist von der Einstellung, besonders der Abduktion und Adduktion des Armes, so werden auch diese Bewegungen das Venenlumen beeinflussen. Auch die *Venae anonymae* sind an die Nachbarschaft fixiert und so unmittelbar der saugenden Wirkung des Thorax ausgesetzt; dies gilt auch, allerdings in beschränktem Maße, für den *Plexus thyreoideus impar*.

Die *Vena femoralis* ist in der Lacuna vasorum sowie in ihrem darauffolgenden Anteil, entsprechend der Fovea ovalis, mit der Nachbarschaft eng verbunden. Hier kann man ebenso wie an der Vena subclavia im Trigonum Mohrenheimi verstärkte Bindegewebszüge gegen die Venenwand verlaufend, darstellen (vgl. Abb. 48). Die Weite des Lumens ist hier von der Innervation der Bauchmuskeln, sowie von der Stellung des Hüftgelenkes, resp. der Spannung der Fascia lata abhängig.

Ich bin hier auf die Art der Fixation sowie auf die Streifragen, ob die betreffenden fixatorischen Apparate diesem oder jenem Faszienblatt angehörig sind, nicht näher eingegangen, da sie für die Erklärung des Phänomens irrelevant sind. Alle diese fixatorischen Apparate sind bei bestimmten willkürlichen Bewegungen gespannt und erweitern dadurch das Venenlumen, bei anderen Bewegungen entspannt und gestatten dann das Zurücksinken der Venenwände. Es ist selbstverständlich, daß solche Bewegungen nicht von der betreffenden Person selbst durchgeführt werden müssen, sondern daß sie sich auch passiv durchführen lassen, also vom Arzte in dem Bestreben dem Individuum zu helfen, eventuell durchgeführt werden. Es ist ebenso selbstverständlich, daß sich daher der helfende Arzt nicht nur davor hüten muß, eine Stellungsveränderung, durch welche eine solche Luftembolie herbeigeführt werden könnte, zu vermeiden, sondern daß ihm vielmehr die Aufgabe zufällt, den Patienten in eine Stellung zu bringen oder ihn wenigstens in einer Stellung zu lassen, bei welcher die Luftembolie so lange vermieden wird, bis die Eintrittspforte geschlossen werden kann.

Die Faszien des Halses werden insgesamt erschlaffen, wenn der Hals nach Möglichkeit ventral abgebeugt wird. Daher hüte man sich, den Hals bei einer venös blutenden Verletzung zu überstrecken. Wird die Schulter bei einer Blutung aus der Vena subclavia nach aufwärts gestaucht, so wird die Vena subclavia eröffnet. Wird der Arm abduziert, so gilt dasselbe für die Vena axillaris. Bei venösen Blutungen in der Regio infraclavicularis und axillaris ist es daher ein Gebot, die Clavicula nach Möglichkeit zu senken und den Arm zu adduzieren. Bei der Streckung des Hüftgelenkes und bei Anspannung der Bauchmuskulatur wird die Vena femoralis erweitert. Man vermeide daher die Streckung der Beine, da sie mit einer Anspannung der Bauchmuskulatur und der Fascia lata verbunden ist.

Alle diese Bewegungen, wie die Streckung des Halses, die Abduktion des Armes, die Streckung der Beine sind aber gerade diejenigen, welche man bei der Hilfeleistung im Interesse der Zugänglichmachung des betreffenden Operationsgebietes, gleichsam instinktiv durchzuführen beabsichtigt und es ist nur begreiflich, daß gerade die Intention möglichst rasch die Blutstillung vorzunehmen, das Individuum in die Gefahr der Luftembolie bringt. Insolange man also sich nicht überzeugt hat, daß die Blutung eine rein arterielle ist oder insolange es nicht gelungen ist, durch Kompression in der Wunde oder proximal davon eine Luftembolie mit Sicherheit hintanzuhalten, lasse man den Patienten in jener Stellung, in der er sich befindet. Droht aber eine Luftembolie, dann bringe man ihn in jene Stellung, in welcher erfahrungsgemäß die eben beschriebenen fixatorischen Apparate nach Möglichkeit erschlaffen.

Die Beseitigung der **Tamponade des Herzbeutels,** welche zunächst als dringliche Operation zu beschreiben wäre, fällt bei Verletzungen mit der Stillung der Blutung aus dem Herzen selbst zusammen. Wir erreichen die beiden Zwecke durch die Freilegung des Herzens. Die Tamponade des Herzbeutels ist selbstverständlich in dem Momente behoben, in welchem wir nach Freilegung des Herzbeutels denselben schlitzen, um an das Herz zu gelangen, so daß von einer separaten Beschreibung der Operation gegen Tamponade des Herzbeutels vollkommen abgesehen werden kann.

Für die **Freilegung des Herzens** sind eine ganze Reihe von Methoden angegeben worden, bei welchen nicht nur die Schnittführung variiert, sondern auch die Ausdehnung der Resektion des Skelettes an der vorderen Thoraxwand. Es ist selbstverständlich, daß die Wahl der Methode abhängig sein muß von der Lokalisation der Verletzung am Herzen, und daß wir daher die Topographie des Herzbeutels und des Herzens zu diesem Eingriffe nur ganz allgemein darzulegen haben. Vielfach läßt sich aus dem Sitz der Einschuß- oder Einstichöffnung der Sitz der Verletzung am Herzen selbst voraussagen, ein Umstand, der es dem Operateur erlaubt, jene der ihm bekannten Methoden zu wählen, durch welche er die verletzte Stelle des Herzens möglichst einfach und ausgiebig freizulegen vermag. In anderen Fällen ist aus der thorakalen Wunde die verletzte Stelle am Herzen nicht mit Sicherheit zu deduzieren, so daß oft nach Freilegung des Herzens erst der Zugang zur Herzwunde durch Erweiterung der thorakalen Wunde geschaffen werden muß.

Maßgebend für die Angabe der verschiedenen Operationsverfahren war nicht nur die möglichst bequeme Zugänglichkeit, sondern auch die Absicht, die Pleura nach Möglichkeit zu schonen. Hier muß man bemerken, daß in allen jenen Fällen, in welchen man anatomisch und klinisch eine Verletzung der Pleura als bereits bestehend anzunehmen berechtigt ist, nach der Meinung mancher Autoren davon abgesehen werden kann, die Pleura selbst zu schonen, so daß sich gerade in diesen Fällen die Operation einfacher gestaltet. Manche Operateure verlangen auch in diesen Fällen möglichste Schonung der Pleura. Die Tamponade des Herzbeutels erfolgt in jenen Fällen, in welchen es sich um eine Wunde des Herzens ohne Verletzung der Pleura handelt, rascher, als in den Fällen mit Pleuraverletzung, weil in letzteren die Abflußmöglichkeit des sich im Herzbeutel ansammelnden Blutes in den Lungenraum vorhanden ist.

Wir wollen in der folgenden Beschreibung der Topik, welche bei der Freilegung des Herzens in Betracht kommt, von der Frage, ob die Pleura verletzt wurde oder nicht, vollkommen absehen und nur jene Punkte hervorheben, welche für die Vornahme der Operation von prinzipieller Bedeutung sind. Es wird sich im allgemeinen empfehlen, möglichst direkt auf den pleurafreien Anteil des Herzbeutels dort einzugehen, wo derselbe am leichtesten zugänglich ist. Das pleurafreie Dreieck des Herzbeutels variiert in seiner Ausdehnung sowohl individuell als auch nach dem Alter, doch kann man mit Sicherheit angeben, daß die Implantationsstelle des linken sechsten Rippenknorpels am Sternum und das daran angeschlossene Stück dieses Knorpels fast ausnahmslos dem pleurafreien Anteil des Perikards aufliegt. Die Grenzlinie des Dreieckes zieht von hier nach aufwärts und einwärts, so daß in den meisten Fällen auch noch der mediale Anteil des fünften Rippenknorpels pleurafrei bleibt. Nach rechts hinüber reicht der pleurafreie Perikardabschnitt durchschnittlich bis gegen die Mitte des Sternum (vgl. Abb. 1). Es wird demnach gerade die Implantationsstelle der sechsten Rippe die Angriffsstelle für die Operation darstellen, von welcher aus man dann unter vorsichtiger Ablösung der Pleura nach jener Richtung wird vorgehen können, welche nach dem angenommenen Verletzungskanal am ehesten zur Herzwunde selbst führt.

Anatomisch lehre ich seit vielen Jahren folgenden Weg. Man durchschneidet nach der Ausführung eines vertikalen Hautschnittes am linken Sternalrand den sechsten Rippenknorpel gerade an seiner Insertionsstelle, entfernt das angrenzende Stückchen dieses Knorpels beiläufig in Fingerbreite und hebt nun den Rippenknorpel selbst auf, worauf zunächst die retrosternale Muskulatur (M. triangularis, s. transversus) und hierauf das präkardiale Bindegewebe zum

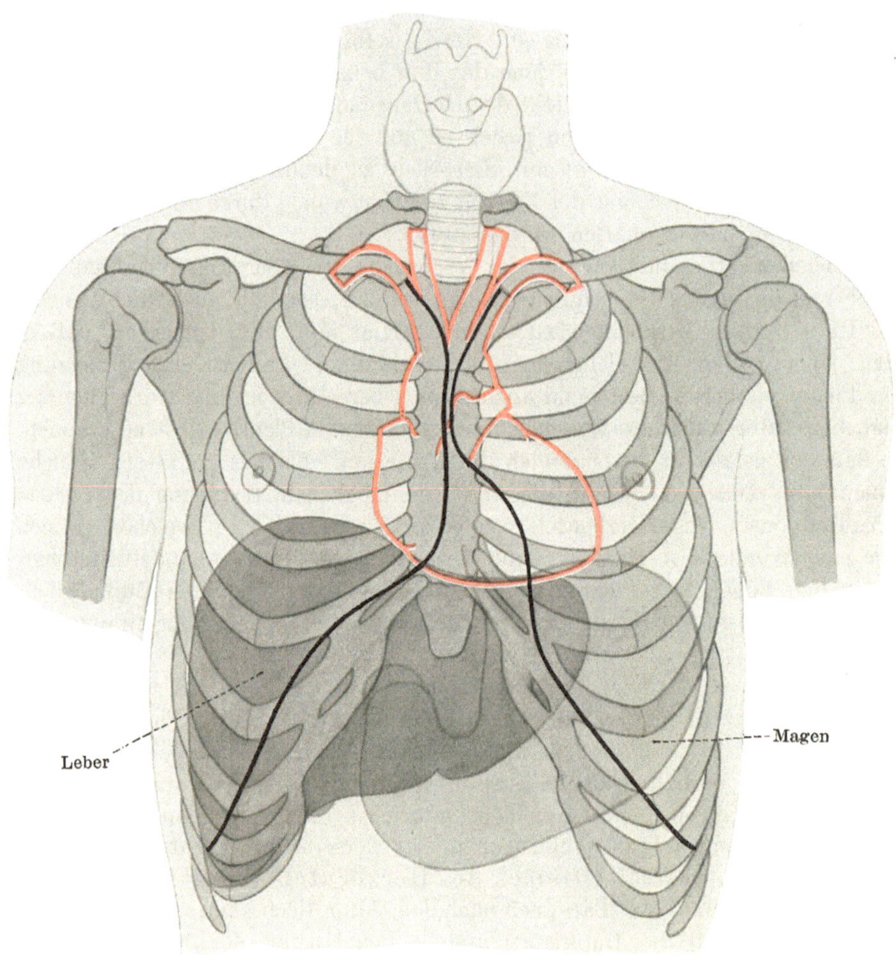

Abb. 1. Schema über die topographischen Beziehungen des Herzens und der Pleuragrenzen zum Skelett des Thorax. Das Herz und die großen Gefäße sind rot, die Pleuragrenze durch die schwarze Linie bezeichnet.

Vorschein kommt. Nun wird der fünfte Rippenknorpel an seinem sternalen Ende abgelöst und ebenfalls nach links umgebogen. Jetzt kann man sich bereits durch die Inspektion überzeugen, wie sich im speziellen Falle die Pleura verhält. Man löst nun, mit dem Finger an der Innenfläche des Thorax nach aufwärts fahrend, die Pleura vorsichtig ab und durchschneidet auch den vierten Rippenknorpel an seiner Implantationsstelle. Durch das Anziehen an den drei gelösten Rippenenden gelingt es bereits, ein großes Stück des Perikards freizulegen und mit der Hand in die Wunde zu gelangen, um eine weitere vorsichtige Ablösung der Pleura zu ermöglichen. Wenn notwendig, kann man auch mit der dritten Rippe in ähnlicher Art und Weise verfahren wie mit den darunter liegenden (vgl. Abb. 2). Die ins Operationsfeld fallende *Arteria mammaria interna* wird doppelt ligiert und durchschnitten. Es ist kein Zweifel, daß in sehr vielen Fällen schon nach diesen Manipulationen die Wunde des Perikards in den Bereich des Operationsfeldes kommt. Ist das nicht der Fall, dann unterminiert man den in Betracht kommenden Anteil des Sternum, ein Vorgang, welcher entsprechend der lockeren Textur des präkardialen Bindegewebes äußerst leicht gelingt. Dadurch wird der Herzbeutel etwas leichter dislozierbar und man kann ihn samt dem darin befindlichen Herzen ein Stück weit nach links in die Wunde hineinziehen. Die Ablösung des Perikards von der Pleura läßt sich auch längs des linken Abhanges des Herzbeutels noch ein gutes Stück weit ohne Verletzung der Pleura durchführen. Fällt die Verletzungsstelle in den auf diese Weise freigelegten Anteil des Perikards, so kann man die Herzbeutelwunde erweitern und sich derart einen Teil des Herzens zugänglich machen. Dabei gelingt es ziemlich leicht, durch kräftige Traktion an den freien Rippenenden die Wunde im Interesse der Zugänglichkeit des Herzens ziemlich stark zu verbreitern und schließlich das Herz mit den Fingern zu fassen und herauszuziehen (vgl. Abb. 3).

Nur in jenen Fällen, in welchen alle diese Manipulationen nicht zum Ziele führen, muß man sich dazu entschließen, auch das Sternum zu resezieren. Je nach dem Sitz der Herzwunde werden nach entsprechender Anlegung von horizontalen Hautschnitten die beiden Resektionsschnitte, die quer auf die Längsachse des Sternum verlaufen, angebracht, nachdem man mit der Hand die rechte Pleura vom Sternum abgelöst hat. Der resezierte Anteil des Sternum wird nun aufgehoben und nach rechts umgeklappt, bis die an dem betreffenden Sternalabschnitt haftenden Rippenknorpel brechen. Dies geschieht fast ausnahmslos an ihrer Insertionsstelle am Brustblatt. Ist auf diese Weise das Sternum zurückgelegt, so gelingt es leicht, das Herz bis an seinen rechten Rand freizumachen, das Perikard zu schlitzen und die Herzwunde aufzusuchen.

Das angegebene Verfahren, welches ich unzählige Male für die anatomische Demonstration der Zugänglichkeit des Herzens benützt habe, entspricht eigentlich keiner der üblichen Operationsmethoden vollkommen. Es ermöglicht aber eine weite Freilegung des Herzens ohne Verletzung der Pleura und ohne daß sich der Operateur von vorneherein auf einen bestimmten Weg festlegt, da es ihm auf die besprochene Weise gelingt, schrittweise vorzugehen und das Operationsfeld nach Bedarf zu erweitern.

Entsprechend der einleitend durchgeführten Einteilung wären jetzt jene Eingriffe zu beschreiben, welche gegen die drohend fortschreitende **Hirnkompression** gerichtet sind. Ganz abgesehen von den Kompressionserscheinungen, wie wir sie im Zusammenhang mit Tumoren sehen, kommen als Ursache plötzlich auftretender Hirnkompression Blutungen der oberflächlichen Hirngefäße selbst, demnach intradurale Hämorrhagien, und solche hauptsächlich der Arteria meningea media, also extradurale, in Betracht. Von diesen beiden sind vor allem die extraduralen Blutungen wegen ihrer Häufigkeit und leichteren Zugänglichkeit Gegenstand dringlicher Eingriffe. Da wir in einer späteren

Vorlesung ein typisches Operationsverfahren bei **Blutungen** der *Arteria meningea media* kennen lernen werden, sei auf die betreffende Stelle hingewiesen. Wir

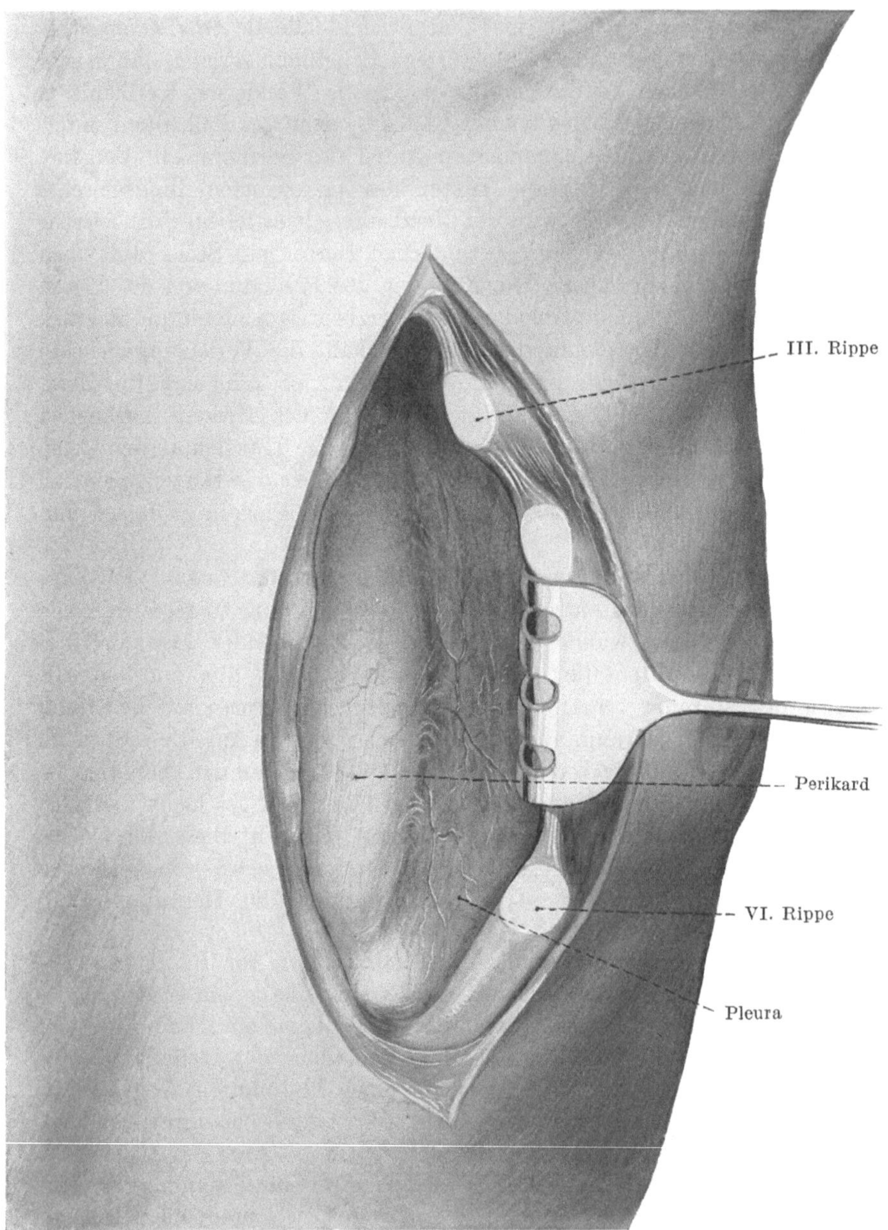

Abb. 2. Freilegung des Herzbeutels mit Durchschneidung des III.—VI. Rippenknorpels am Sternalansatz. Der linke Wundrand weit nach außen gezogen. Der pleurafreie Teil des Herzbeutels ist bloßgelegt.

werden dort auseinanderzusetzen haben, daß die extrakranielle Ausschaltung der Arteria meningea media das Fortschreiten des Hirndruckes zu hemmen imstande ist. Die bereits bestehende Hirnkompression kann naturgemäß nur durch die Entfernung der zwischen Dura und Schädelinnenfläche abgelagerten Koagula auf dem Wege der Trepanation erfolgen. Die Trepanation selbst aber wird schon aus äußeren Gründen „Mangel an Assistenz, Instrumentar usw.“ nur in den seltensten Fällen sofort durchführbar sein. Und selbst wenn sie es ist,

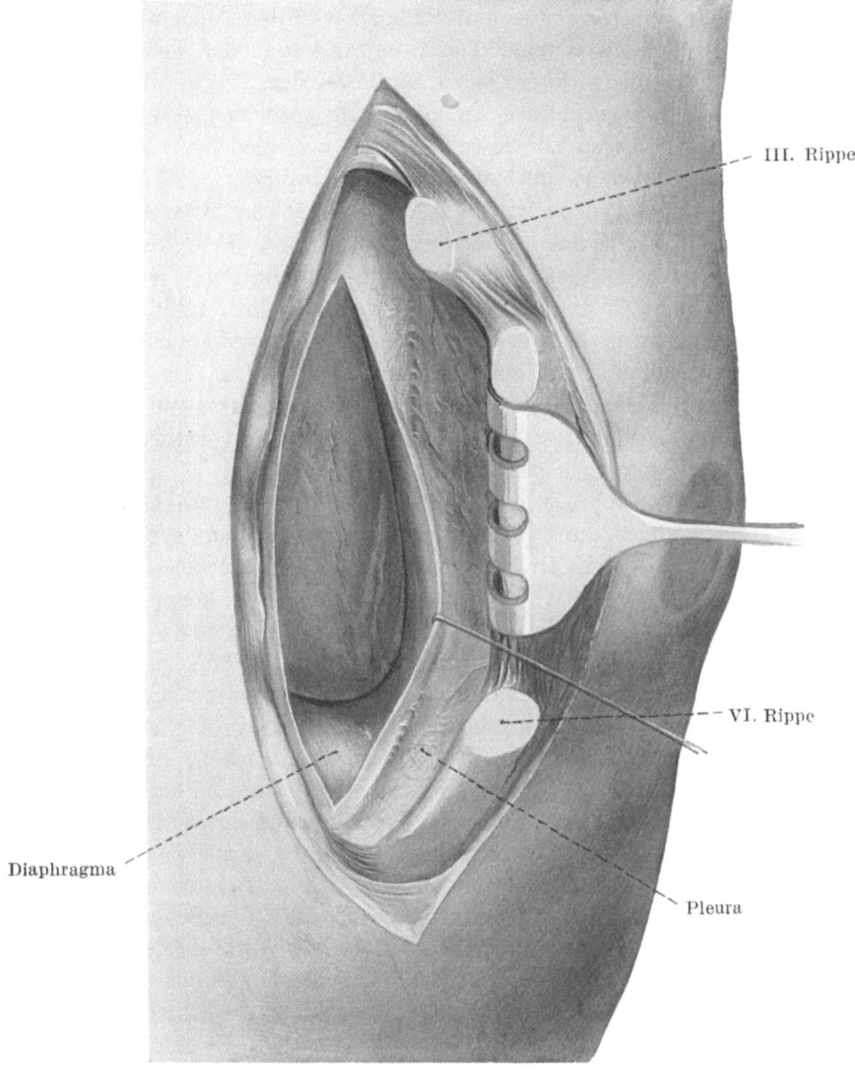

Abb. 3. Freilegung des Herzbeutels mit Durchschneidung des III.—VI. Rippenknorpels am Sternalansatz. Der linke Wundrand weit nach außen gezogen. Der Herzbeutel der Länge nach geschlitzt, die Herzspitze und der linke Herzanteil freigelegt.

sind für die Ausführung dieser Operation besondere topographische Auseinandersetzungen nicht notwendig.

Die im Gefolge einer Gefäßverletzung auftretenden Blutungen lassen sich durch zwei verschiedene Methoden stillen. Entweder durch die Blutstillung an Ort und Stelle (Kompression oder Verschorfung) oder durch die Unwegsammachung des betreffenden Gefäßes stromaufwärts von der verletzten Stelle.

Letztere kann wieder in zwei Arten erfolgen, entweder durch die Kompression des zuführenden Gefäßstückes in seiner Kontinuität oder durch die Unterbindung. Auf die verschiedenen Modifikationen und Erweiterungen dieser prinzipiellen Verfahren kann hier nicht weiter eingegangen werden. Die Kompression an der Stelle der Blutung ist meistens nur eine passagere Maßnahme von kürzerer oder längerer Dauer und abhängig von der Topographie und Gestaltung der betreffenden Wunde. Die Kompression in der Gefäßkontinuität stellt ebenfalls nur eine vorübergehende Maßregel dar, für welche unter Umständen besondere topographische Anhaltspunkte gegeben erscheinen.

Die Mittel, die dabei zum Ziele führen, sind verschiedenster Art oder sind zumindest auf verschiedene Mechanismen zurückzuführen. Dahin gehört die Digitalkompression an geeigneter Stelle, das sind solche Orte, an denen das betreffende Gefäß gegen eine widerstandsfähige, vor allem also knöcherne Unterlage gepreßt werden kann, ferner auch die Umschnürung, sei es mit einer elastischen oder nicht elastischen Vorrichtung. Schließlich zählt hierher auch jene Art der Kompression, bei welcher wir uns die topographischen Beziehungen der Gefäße zur Nachbarschaft insoferne zunutzen machen, als wir dieselben durch Veränderungen in der gegenseitigen Lage der Muskulatur und des Skelettes im Sinne der Verengerung des Gefäßlumens beeinflussen, — wie dies bei den Adelmannschen Beugungen geschieht.

Bevor wir an die Besprechung der letzten und damit radikalsten Art der Blutstillung, der Unterbindung gehen, mögen aus dem Gebiete der Hilfeleistung durch **Kompression** jene Kapitel gestreift werden, in welchen topographisch anatomische Kenntnisse der Wahl des Mittels dienlich sein können. Es gelingt zunächst ganz leicht die *Arteria carotis communis* in der Mitte des Halses gegen die dahinterliegende Wirbelsäule zu pressen. Gegen die knöcherne Unterlage der ersten Rippe läßt sich die *Arteria subclavia* im Trigonum supraclaviculare bis zu einem gewissen Grade komprimieren. Ähnlich ist es möglich, die *Arteria brachialis* im Sulcus bicipitalis gegen den Oberarm zu drücken. Am einfachsten ist wohl die Kompression der *Arteria femoralis* knapp unterhalb des Poupartschen Bandes gegen den knöchernen Rand der Lacuna vasorum.

Durch Veränderung der Gelenkstellung im Sinne der Beugung kommt es ebenfalls zur Kompression der das betreffende Gelenk traversierenden Arterie. Da alle größeren Arterien unserer Extremitäten über die Beugeseite ziehen, so wird gerade die maximale Abbeugung der Extremitätengelenke, wie sie seinerzeit Adelmann vorgeschlagen hat, blutstillend wirksam sein können. Dahin gehört vor allem die spitzwinkelige Abbeugung im Ellbogengelenk, im Hüftgelenk und im Kniegelenk bei peripher von dem Gelenk auftretenden Blutungen. Bemerken möchte ich, daß die Einschränkung des Gefäßlumens nicht etwa durch eine brüske Knickung des Gefäßrohres erfolgt, sondern durch die Kompression von seiten der benachbarten Weichteile. Wenigstens haben mich Röntgenogramme gelehrt, daß eine spitzwinkelige Knickung der Gefäße nicht zustande kommt. Diese Abklemmung der Gefäße bei der **Adelmannschen Beugung** ist oft eine sehr ausgiebige, ein Umstand, welcher für die provisorische Blutstillung von ausschlaggebender Bedeutung ist. Im allgemeinen soll aber diese Art der Blutstillung nicht durch längere Zeit beibehalten oder als eine definitive erachtet werden. Bei längerer Dauer kann es sogar zur Entstehung peripherer Gangrän kommen.

Aber auch andere Veränderungen in der Lage oder in der Haltung sind imstande, das Zuströmen des Blutes unter Umständen zu vermindern, wenn sie auch nur in selteneren Fällen verwendbar sein dürften. Dahin gehört beispielsweise die Kompression der *Arteria subclavia* zwischen erster Rippe und Clavicula, wie sie dann eintritt, wenn wir die Schulter durch Zug an der Hand maximal nach hinten und unten ziehen. Diese Lage des Armes und der Schulter kann durch Bindentouren um den Rumpf und den Arm des Individuums für einige Zeit festgehalten werden.

Eine nicht uninteressante Möglichkeit, den arteriellen Zufluß in dem Bereiche der unteren Extremität einzuengen, besitzen wir in der Steigerung der Lendenlordose. Wenn man an einem bequem stehenden Menschen den Puls der Arteria dorsalis pedis tastet und nun das Individuum auffordert, durch übertrieben militärische Haltung die Lordose seiner Lendenwirbelsäule nach Möglichkeit zu erhöhen, so verschwindet der Puls dieser Arterie. Dieses Phänomen kommt durch die übertriebene Längsspannung der Aorta über die nach vorne konvexe Lendenwirbelsäule zustande. Unter Umständen könnte man diese Erscheinung auch zur Blutstillung verwenden, indem man einem aus einer Arterie der unteren Extremität blutenden Menschen durch Unterschieben von Kissen oder ähnlichem unter die Lende zu einer gesteigerten Lordose der Lendenwirbelsäule verhilft.

Für die **Umschnürungen** im Sinne der Kompression eignen sich natürlich hauptsächlich die Extremitäten, an welchen dieses Mittel lege artis angewendet, in vielen Fällen als Esmarchsches Verfahren eine provisorische Blutstillung ermöglicht. Man hat die Umschnürung in vielen Fällen auch auf die *Aorta abdominalis* als Momburgsche Umschnürung angewendet und führt sie nach Angabe Momburgs mit einem elastischen Schlauch durch. In Fällen, wo ein solcher nicht zur Verfügung steht, ist es auch möglich, mit einer nicht elastischen Binde die Blutstillung durchzuführen. Die Momburgsche Umschnürung ist kein gleichgültiger Eingriff, doch ist die damit verbundene Gefahr bei der Indikationsstellung dringlicher Hilfeleistung wohl vollkommen zu vernachlässigen. Als Indikationsgebiet für die Momburgsche Umschnürung bleibt deshalb nur jene dringliche Blutstillung, wie sie z. B. bei Blutungen bei Atonie des Uterus, bei profusen Blutungen bei Zervixrissen, Blutungen aus der Arteria femoralis in der Nähe des Poupartschen Bandes oder Blutungen aus den Arteriae gluteae bei weitgehender Zertrümmerung oder Zerreißung der Hüftgegend. In diesen Fällen bleibt oft keine andere Wahl, als entweder den betreffenden Patienten ohne Umschnürung zu verlieren oder ihn der eventuellen Gefahr der Umschnürung auszusetzen. Die Wahl ist natürlich eine höchst einfache. Die Momburgsche Umschnürung, bei welcher die gesamten Abdominalorgane zusammengeschnürt werden, kann unter Umständen Schädigungen des Darmes mit sich bringen, ist regelmäßig begleitet von allerdings meist nur passageren Schädigungen der Nieren durch die Ureterkompression, kann endlich auch zu unangenehmen Komplikationen von seiten des Pankreas oder der Arteria mesenterica superior führen, doch sind alle diese Gefahren bei der schon erwähnten Indikationsstellung sicher zu vernachlässigen. An mageren Individuen wird sich, bis anderweitige Hilfsmittel zur Verfügung stehen, auch die manuelle Kompression der Aorta als zweckdienlich erweisen. Man preßt dann knapp unterhalb des Nabels mit der Hand die Aorta gegen die Wirbelsäule.

Alle hier angeführten Mittel der Blutstillung haben nur provisorischen Charakter, sind daher nur imstande, die Blutung für kürzere Zeit zu stillen, bis es möglich ist, die definitive Versorgung durch die lege artis ausgeführte Ligatur oder Naht des betreffenden Gefäßes durchzuführen. Von alters her haben die Chirurgen eine große Anzahl von typischen Unterbindungen der Arterien angegeben und geübt. Doch nur ein kleiner Teil derselben fällt in das Gebiet der dringlichen Operationen, da wir für diese Zwecke durchschnittlich mit einigen wenigen Orten der Wahl unser Auslangen finden. Daher soll im folgenden nur die Topographie jener Unterbindungen besprochen werden, die als unbedingt notwendig erachtet werden können.

II. Vorlesung.

Operationen am Gefäßsystem.

Unterbindung der Arteria carotis externa, carotis communis und anonyma.

Meine Herren! Bei der Besprechung der Topographie, welche für die Ausführung der verschiedenen Unterbindungen in Betracht kommt, wollen wir mit den Arterien des Kopfes und des Halses beginnen. Daran mögen sich die Unterbindungen der Arteria anonyma und subclavia, sowie der Arteria brachialis anreihen. Da von Unterbindungen der Aorta abgesehen werden kann, bleiben nur noch die Aufsuchungen der Arteria iliaca communis und ihrer Teilungsprodukte, Arteria femoralis und hypogastrica.

Die **Unterbindung** der **Arteria carotis externa** kann entweder in der Regio retromandibularis am *Ligamentum stylomandibulare* oder im Trigonum caroticum nahe der Ursprungsstelle aus der Carotis communis durchgeführt werden. Der erste Eingriff ist deshalb von besonderer Bedeutung, weil durch ihn das sonst so unzugängliche Stromgebiet der Arteria maxillaris interna und ihrer Äste ohne Ausschaltung eines anderen Astes abgesperrt werden kann. Die *Arteria maxillaris interna* versorgt nämlich nicht nur den Ober- und Unterkiefer, einen großen Teil der Nase und die tiefen Weichteile des Gesichtes, sondern auch die Dura mater in einem großen Ausmaße. Wie das beifolgende Schema (Abb. 4) zeigt, werden die Zahnreihen der beiden Kiefer durch die *Arteria alveolaris inferior* sowie durch die Äste der *Arteria infraorbitalis*, die Nasenhöhle durch die *Arteriae nasales postoriores*, welche durch das Foramen sphenopalatinum in die Nase gelangen, die Dura mater aber durch die *Arteria meningea media* versorgt.

Die Verzweigungsart der Arteria maxillaris int. macht uns auch die ganz merkwürdige Indikationsstellung für die Unterbindung der Arteria carotis externa möglichst nahe am Ursprung der Arteria maxillaris interna begreiflich. Rein anatomisch gesprochen wäre diese Operation bei Blutungen der Arteria meningea media, bei Verletzungen der tiefen Weichteile des Gesichtes und bei unstillbaren Blutungen aus der Nase und aus den Zahnreihen indiziert. Es sei gleich hier erwähnt, daß die Tonsillarblutungen nicht in den Bereich der angeführten Indikationen gehören.

Bevor ich an die Besprechung der Operation gehe, möge ganz kurz auf die Indikationsstellung bei Blutungen aus der A. meningea media deshalb eingegangen werden, weil die im allgemeinen geübten Versuche, Blutungen in dem Gebiete dieser Arterie zu stillen, aus anatomischen Gründen Mißerfolge zeitigen. Die landläufige Angabe bei Blutung der Arteria meningea lautet:

Trepanation und Unterbindung des blutenden Astes oder Stammes. Ganz abgesehen davon, daß die Trepanation schon aus rein äußeren Gründen nur selten als ein Akt dringlicher Hilfeleistung durchgeführt werden kann, bietet sie wegen der vielen Variationen im Verlauf des Stammes und noch mehr der Äste

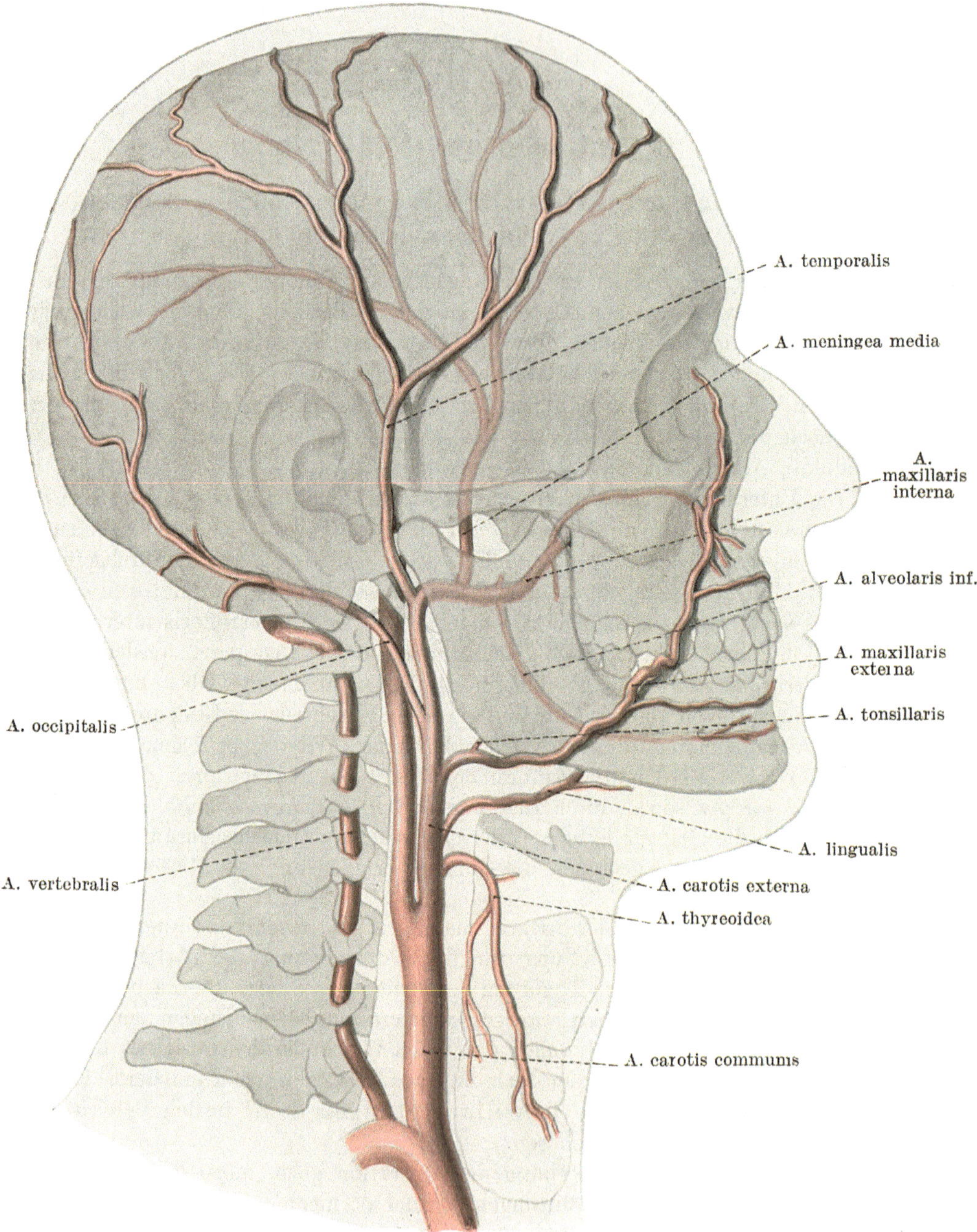

Abb. 4. Schema über die Verteilung der Kopfarterien.

der Arterie nur in seltenen Fällen die Möglichkeit für exakte Blutstillung ohne breite Freilegung der Dura. Die auf die topographischen Verhältnisse der Arterie sich beziehenden Angaben beweisen die weitgehende Variabilität, und wer eine große Anzahl von Präparaten über den Verlauf der Arteria meningea media angesehen hat, wird sich der großen Schwierigkeiten der Aufsuchung eben infolge der großen Variabilität vollkommen bewußt sein. Die Blutung der Arteria meningea media steht sofort, wenn die rasch ausführbare Unterbindung der Carotis externa durchgeführt wird. Damit ist natürlich nichts gegen die Notwendigkeit der sekundären Trepanation gesagt, welche erst die Ausräumung der Blutgerinnsel ermöglicht und dadurch die durch die Hirnkompression hervorgerufenen Symptome beseitigt.

Bei manchen Blutstillungen wird gerade die kostbarste Zeit durch lokale Blutstillungsversuche versäumt; dies kann vor allem bei den Blutungen im Verzweigungsgebiet der Maxillaris interna der Fall sein. Solche Versuche sind die Tamponade bei unstillbarem Nasenbluten und bei unstillbaren Blutungen aus den Kiefern. Vielleicht hängt ein Teil dieser Versäumnisse mit der Vorstellung zusammen, daß wegen einer so einfachen Blutung die übliche Unterbindung der Arteria carotis externa im Trigonum caroticum, welche doch immerhin gewisse Schwierigkeiten bietet, als nicht gerechtfertigt erscheint.

Ich kann Ihnen hier nur den auch durch praktische Erfahrungen gestützten Rat geben, in solchen Fällen nicht zu warten, bis der Patient ausgeblutet ist, um sich dann endlich zur Unterbindung der Carotis externa oder, wie dies auch schon vorgekommen ist, zur Unterbindung der Carotis communis zu entschließen, sondern ohne überflüssiges Zuwarten die für Patienten und Arzt gleich ungefährliche Ligatur der Carotis externa am Ligamentum stylomandibulare durchzuführen.

Die Einfachheit des Verfahrens ergibt sich aus den topographischen Verhältnissen der Arterie. Aus dem Trigonum caroticum kommend, gelangt die Arteria carotis externa unter dem Musculus stylohyoideus und dem hinteren Digastricusbauch aufsteigend, in die Regio retromandibularis und erreicht das Ligamentum stylomandibulare, welches sie lateralwärts kreuzt. Hierbei ist die Arteria von dem Lobus colli der Parotis gedeckt. Ein bedeutenderer Nerv oder eine größere Vene kommt dabei nicht in die Nähe der Arterie.

Die schichtweise Darstellung ergibt folgendes: Nach dem Durchschneiden der Haut und des Platysma sieht man den Unterkiefer nach unten überragend, das spitze Ende des Lobus colli parotidis (vgl. Abb. 5). Hier erreicht die Vena facialis posterior, in ihrer Stärke individuell variabel, die Spitze der Parotis, um in ihrer Substanz zu verschwinden. Parallel mit der Vene, hinter ihr verlaufend, liegt der Nervus auricularis magnus. Eng angeschlossen an die hintere Zirkumferenz der Drüse, von den beiden eben erwähnten Gebilden gekreuzt, kommt das Muskelfleisch des Musculus sternocleidomastoideus zum Vorschein. Mit dem vorderen Rande dieses Muskels ist die Parotis eng verwachsen. Löst man die Drüse aus dieser Verwachsung und verlagert sie nach vorne und oben, so erscheint der hintere Bauch des Musculus digastricus und ihm kranial eng angeschlossen der Musculus stylohyoideus (vgl. Abb. 6). Kranial davon erblickt man einen weißlichen, nach unten und vorne breiter werdenden Streifen, das *Ligamentum stylomandibulare*. Dieses ist verschieden stark entwickelt, aber immer vorhanden. Seine Spannung nimmt zu, wenn man den Unterkiefer nach vorne schiebt. Sowohl der Processus styloideus als auch das Ligamentum stylomandibulare sind deutlich tastbar. Folgt man dem gespannten Ligament, welches vom Processus styloideus an die Innenfläche des Unterkieferwinkels zieht, nach vorne, so tastet resp. sieht man die *Arteria carotis externa.* Manchmal

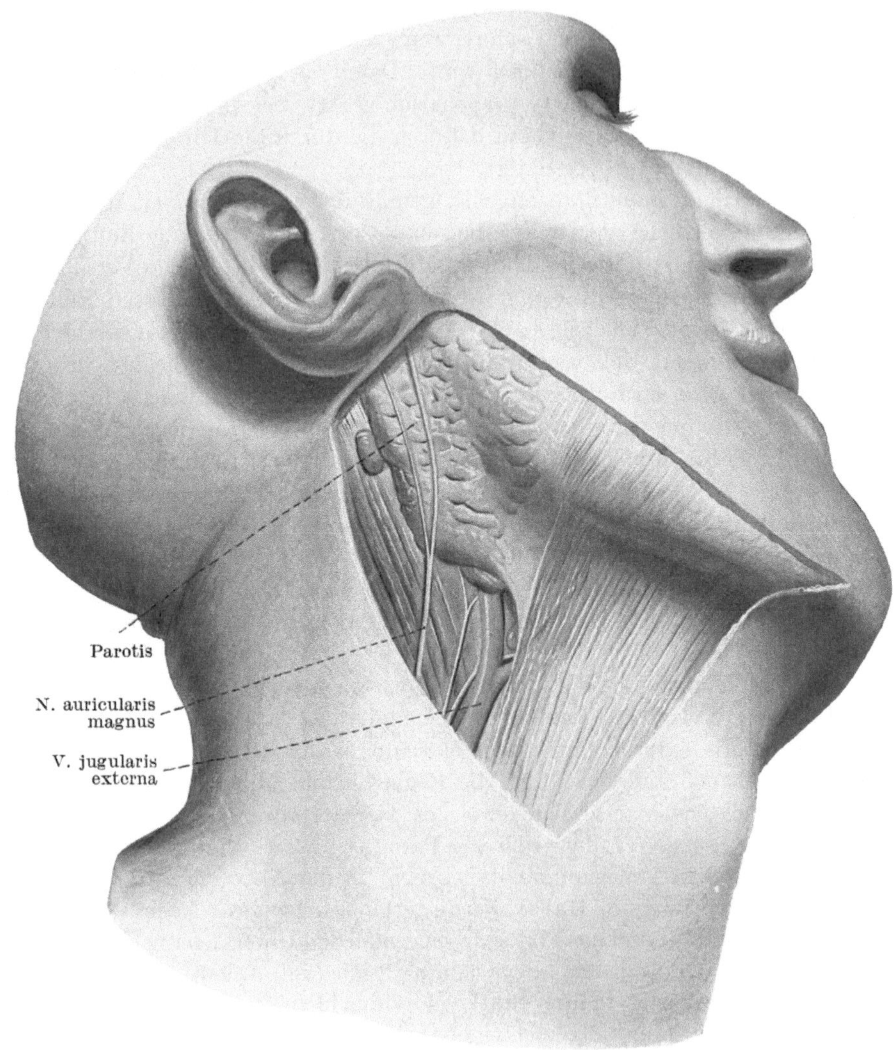

Abb. 5. Freilegung der A. carotis externa am Lig. stylomandibulare. Topographie der oberflächlichen Schichte.

verläuft mit ihr eine kleine Vene. Der *Nervus facialis,* welcher höher oben die Carotis externa an ihrer lateralen Seite kreuzt, liegt in der Tiefe der Parotis und wird mit dieser nach vorne und oben verzogen. Bei dieser Art der Freilegung kommt weder sein Stamm, noch ein Ast desselben ins Gesichtsfeld.

Die operative Freilegung der Arterie würde sich demnach kurz folgendermaßen beschreiben lassen (vgl. Abb. 7). Der Hautschnitt beginnt unter der

Ansatzstelle des Ohrläppchens, zieht hinter dem aufsteigenden Kieferaste, längs des Sternocleidomastoideus nach unten und biegt dann daumenbreit unterhalb des Angulus mandibulae ein wenig nach vorne. Die Vena facialis posterior wird am besten doppelt ligiert und durchschnitten. Am Rande des Musculus

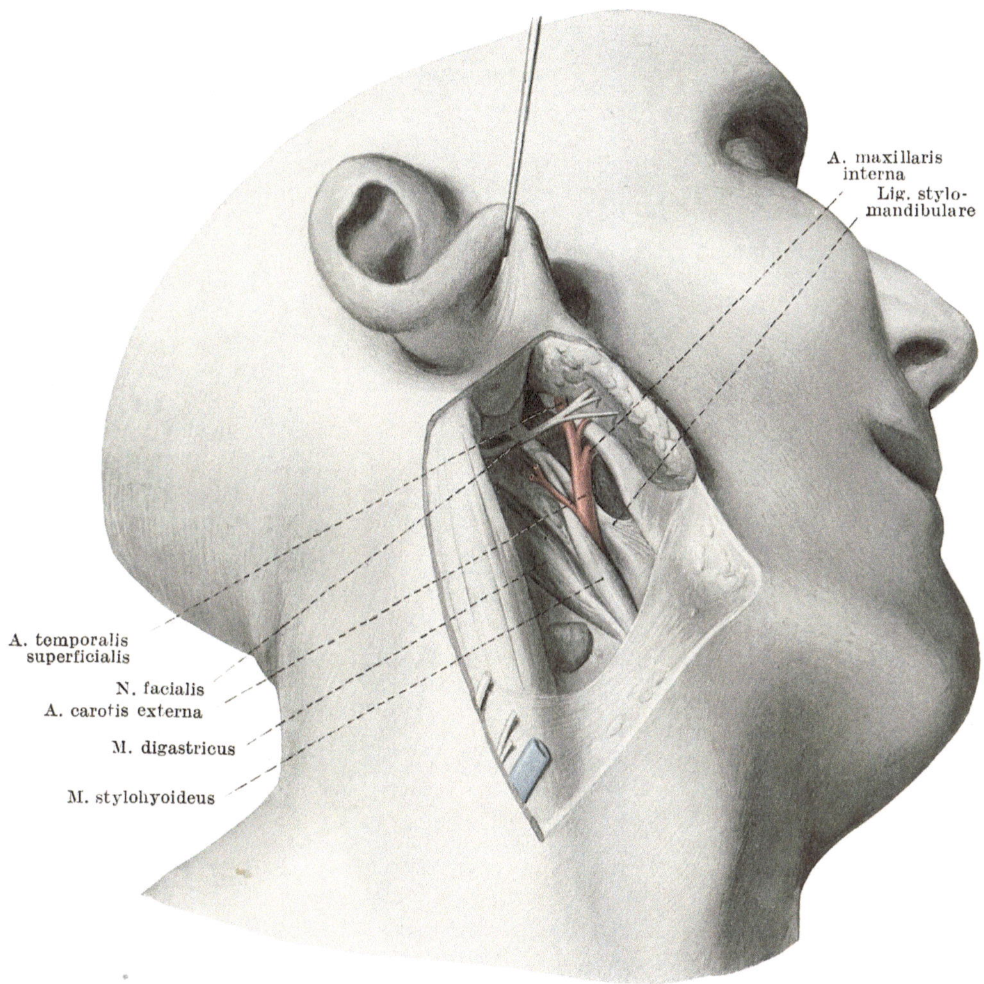

Abb. 6. Freilegung der A. carotis externa am Lig. stylomandibulare. Topographie der tiefen Schichte.

sternocleidomastoideus wird mit dem Skalpell die Parotis vom Muskel gelöst. Die stumpfe Ablösung ist gewöhnlich nicht möglich. Die Parotis wird nach vorne und oben, der Musculus sternocleidomastoideus nach hinten gezogen. Oberhalb der Musculi digastricus und stylohyoideus, an dem tastbaren Ligamentum stylomandibulare wird die Arteria carotis externa gefaßt und ligiert.

Während die eben angeführte Unterbindung der Arteria carotis externa am Ligamentum stylomandibulare nur das Stromgebiet der Arteria maxillaris interna und der Arteria temporalis superficialis ausschaltet, erstreckt sich diese Ausschaltung bei der Unterbindung der *Arteria carotis externa* im Trigonum caroticum auch auf die normalerweise in diesem Trigonum abgehenden Äste der Carotis externa, d. i. Arteria thyreoidea superior, lingualis, maxillaris externa, occipitalis und pharyngea ascendens. Von diesen Ästen fallen bei der gewöhnlich geübten Unterbindung der Arteria distal vom Abgang der oberen Schild-

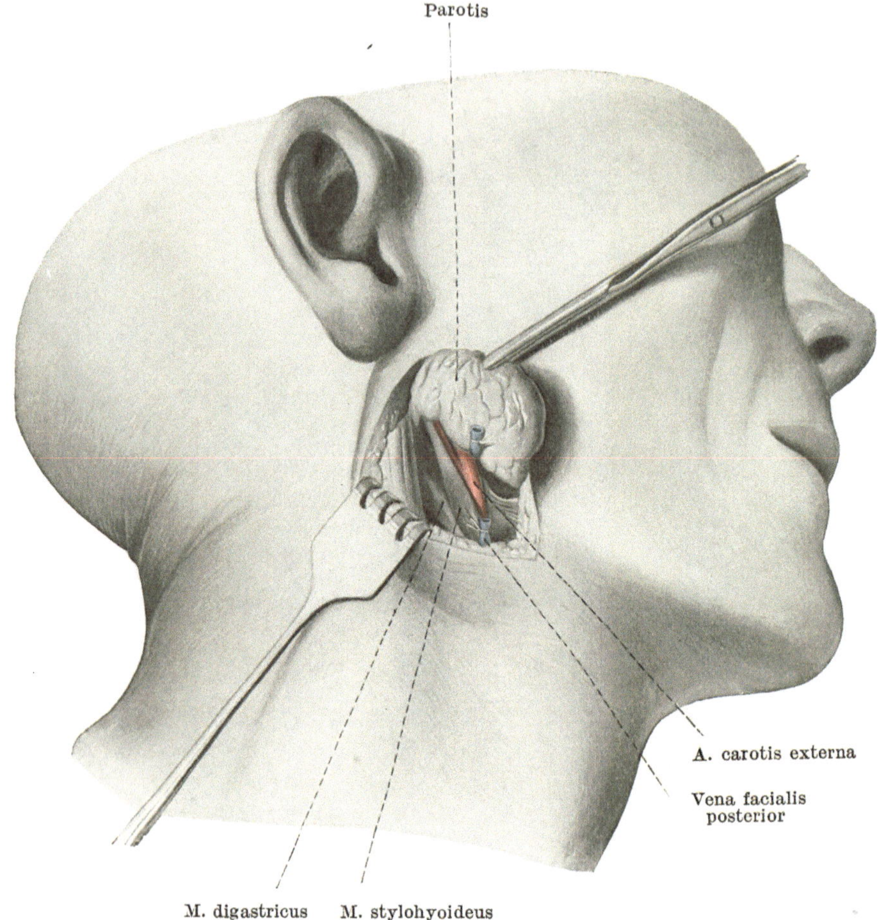

Abb. 7. Freilegung der A. carotis externa am Lig. stylomandibulare. Chirurgischer Weg.

drüsenarterie diese und die Arteria pharyngea ascendens weg. Die Ligatur wird aus dem bekannten Grunde der Verschleppungsgefahr des Thrombus möglichst ferne von der Aufteilungsstelle der Carotis communis in die Carotis externa und interna vorgenommen. Sehen wir also von den beiden eben angeführten Arterien ab, so bedeutet die Ligatur der Arteria carotis externa die Außerfunktionssetzung der Arteria lingualis, maxillaris externa, occipitalis, maxillaris interna und temporalis superficialis. Abgesehen von schwer stillbaren Blutungen der Zunge, bei welchen aus irgendeinem Grunde die direkte

Unterbindung der Arteria lingualis nicht durchführbar ist, bliebe als Indikation nur die Blutung aus der Maxillaris externa und ihren Ästen. Von diesen kommt die Gesichtsramifikation schon deshalb hier nicht in Frage, weil diese Äste entweder in der Wunde selbst leicht auffindbar sind, oder weil der Stamm der Arteria maxillaris externa, dort, wo er sich aus dem Trigonum submaxillare kommend, über den Rand der Mandibula schwingt, leicht komprimiert oder unterbunden werden kann. Von den anderen Ästen der Arteria maxillaris externa ist wohl chirurgisch die *Arteria tonsillaris* die bemerkenswerteste. Sie entspringt in der Mehrzahl aller Fälle in Form eines kürzeren oder längeren Truncus communis zusammen mit der viel schwächeren Arteria palatina ascendens aus der Maxillaris externa dort, wo diese, unter dem Musculus digastricus und stylohyoideus hervortretend, aus dem Trigonum caroticum in das Trigonum submaxillare gelangt. Es sei gleich hier erwähnt, daß manchmal der Ursprung dieses gemeinschaftlichen Stammes bis auf die Arteria carotis externa herabgerückt erscheint, so daß in solchen Fällen die Tonsillararterie einen Ast der Carotis externa darstellt. Häufig ist auch der Truncus communis nicht vorhanden und die Arteria tonsillaris ein selbständiger Ast der Maxillaris externa oder Carotis externa.

Im Zusammenhang mit all dem, was bei der Indikationsstellung für die Unterbindung der Arteria carotis externa am Ligamentum stylomandibulare gesagt wurde, ergibt sich, daß die Ligatur der Arteria carotis externa nach dem Abgang der Arteria thyreoidea superior eigentlich als einzige Indikation die Blutungen aus der Tonsille nach Tonsillotomie resp. aus der tonsillaren Nische nach Tonsillektomie hat. Hierzu kämen noch in Ausnahmsfällen die Zungenblutungen. Es sei gleich hier hervorgehoben, daß die Blutungen bei Tonsillotomie und Tonsillektomie nur dem Stromgebiet der Arteria tonsillaris angehören und daß alle jene Erklärungsversuche, nach welchen es zu einer Verletzung irgendeiner anderen Arterie, vor allem der Carotis interna kommen soll, aus topographischen Gründen zurückzuweisen sind. Wie bekannt, sind die Blutungen nach Operationen an der Tonsille unter Umständen sehr mächtige, manchmal sogar letale. Auch bei diesen Blutungen sollte nicht die kostbarste Zeit mit den vergeblichen Versuchen der Tamponade durch den Finger oder durch Instrumente versäumt werden, sondern rechtzeitig an die typische Ligatur der Carotis externa gegangen werden. Bei der Tonsillektomie gelingt es wohl manchmal durch die Einführung eines Tampons in die Tonsillarnische und die darüber erfolgende Vereinigung der beiden Gaumenbogen durch die Naht, die Blutung zu stillen.

Die bei der Unterbindung der Carotis externa im Trigonum caroticum in Betracht kommenden topographischen Verhältnisse sind folgende: Das Trigonum caroticum wird vorne und oben durch den hinteren Bauch des Digastricus, vorne und unten durch den Musculus omohyoideus, hinten durch den vorderen Rand des Musculus sternocleidomastoideus begrenzt (vgl. Abb. 8). Unter der Haut und dem Platysma liegt die Fascia colli superficialis, welche an dieser Stelle die verschieden starke und in ihren Ästen vielfach variable *Vena facialis communis* enthält. Diese selbst pflegt hier in die Tiefe zu tauchen, um sich mit der Vena jugularis interna zu verbinden. Vielfach ist dieser Verbindungsast zwischen dem oberflächlichen und tiefen Venensystem nur in Form eines dünnen Ramus anastomoticus vorhanden, während die Hauptbahn sich in die Vena jugularis externa fortsetzt. Nach der Entfernung der Faszie kommt sofort die seitliche Wand der Gefäßscheide zum Vorschein. Diese enthält im

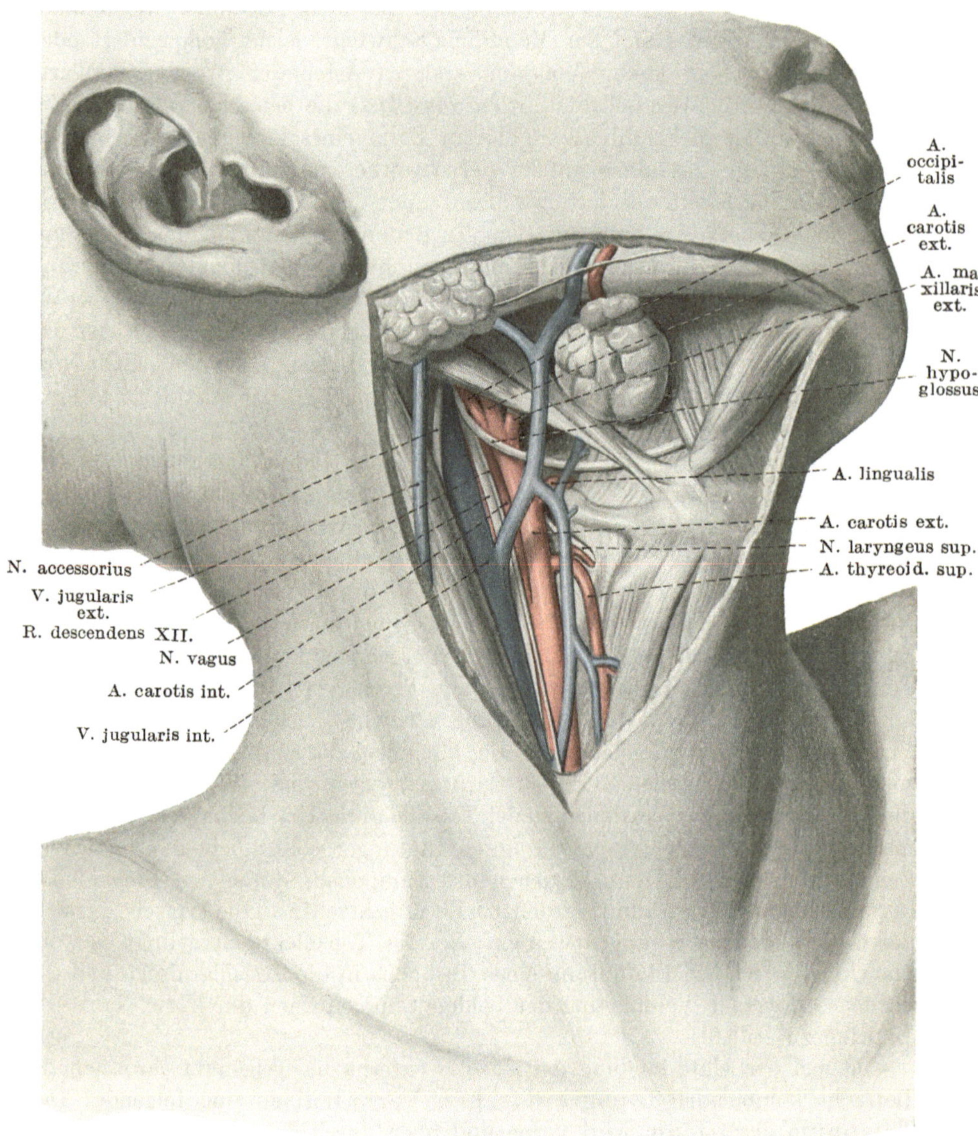

Abb. 8. Freilegung der A. carotis externa im Trigonum caroticum. Topographie der Region.

Trigonum die *Carotis communis* und ihre Aufteilungsprodukte, lateral davon die *Vena jugularis interna* und zwischen beiden den *Nervus vagus*. Über die Gefäßscheide hinweg zieht in kaudal konvexem Bogen der *Nervus hypoglossus*, welcher sofort am unteren Rande des Musculus digastricus verschwindet. Außerdem wird die Gefäßscheide von dem unter dem Musculus digastricus hervorkommenden *Nervus accessorius* gekreuzt, welcher nach hinten und unten ziehend, nach kurzem Verlauf im Musculus sternocleidomastoideus verschwindet.

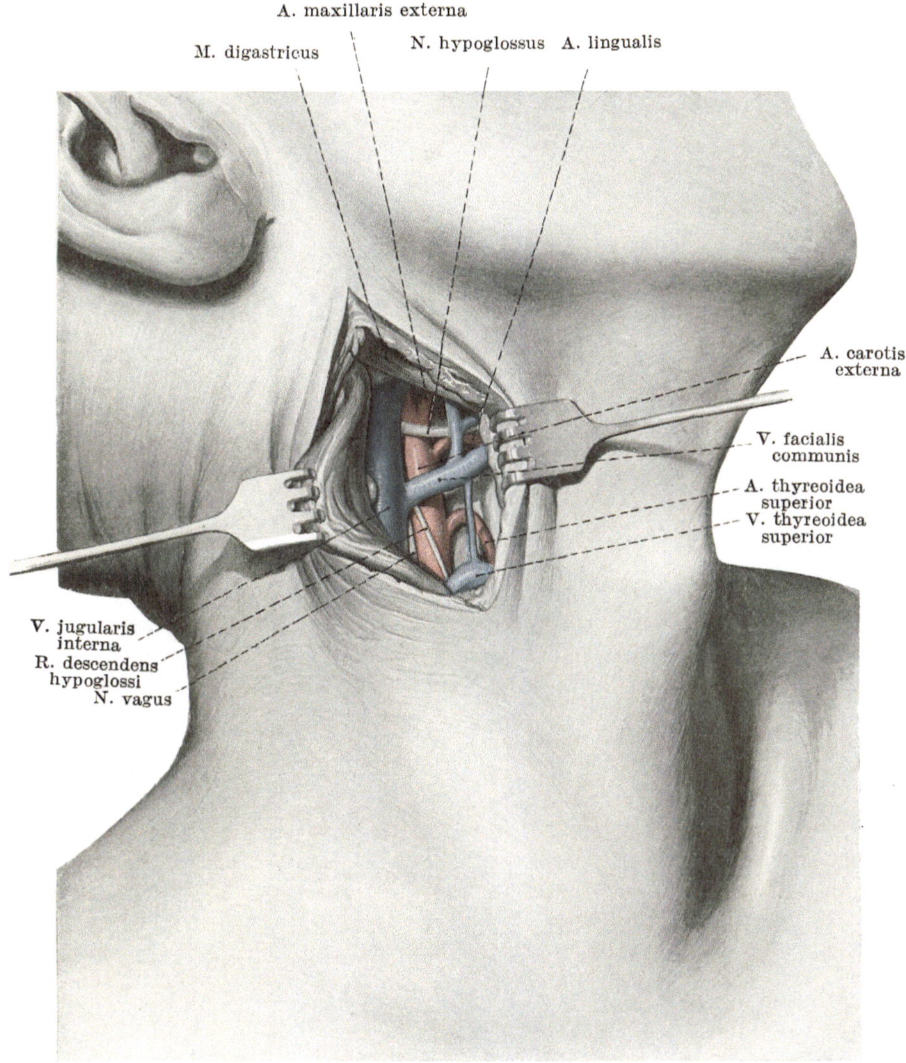

Abb. 9. Freilegung der A. carotis externa im Trigonum caroticum. Chirurgischer Weg.

An dieser Stelle liegen an der Gefäßscheide die *Lymphoglandulae cervicales profundae superiores*, welche, zu einem Paket vereinigt, den Nervus accessorius umschließen.

Öffnet man die Gefäßscheide kaudal von der Hypoglossusschlinge und drängt die hier meist vorgelagerte Vena jugularis interna nach rückwärts, so gelangt man an die Aufteilungsstelle der Arteria carotis communis. Die Carotis interna liegt dabei, der Vena jugularis dicht angeschlossen, hinten, die Carotis externa mit ihren Ästen mehr vorn. Von diesen Ästen verschwinden die Arteria thyreoidea, durch ihren kranial konvexen Bogen charakterisiert, unter dem

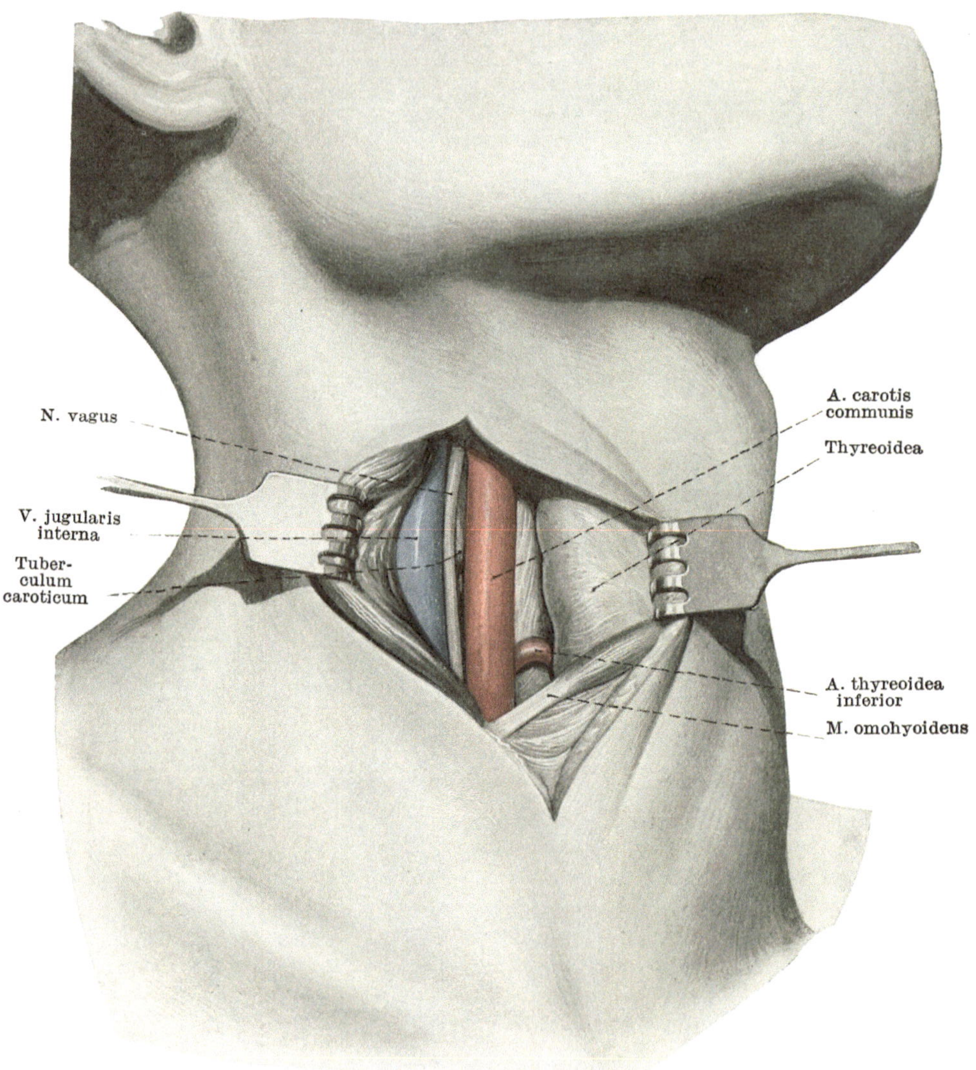

Abb. 10. Freilegung der A. carotis communis am Tuberculum caroticum. Chirurgischer Weg.

Musculus omohyoideus, die Arteria lingualis unter dem Musculus hyoglossus, während die Arteria maxillaris externa sowie der Stamm der Carotis externa selbst das Trigonum caroticum unter dem Musculus digastricus verlassen.

Für die chirurgische Aufsuchung empfiehlt es sich, den Hautschnitt

am vorderen Rand des Musculus sternocleidomastoideus von der Höhe des Angulus mandibulae bis beiläufig in die Höhe des unteren Randes der Cartilago cricoidea zu führen (vgl. Abb. 9). Das Platysma wird durchschnitten, die eventuell vorhandene Vena facialis communis entweder nach vorne gezogen oder besser doppelt ligiert und durchtrennt. Die Fascia colli superficialis wird knapp hinter dem vorderen Rand des Musculus sternocleidomastoideus eingeschnitten, so daß dieser Muskel

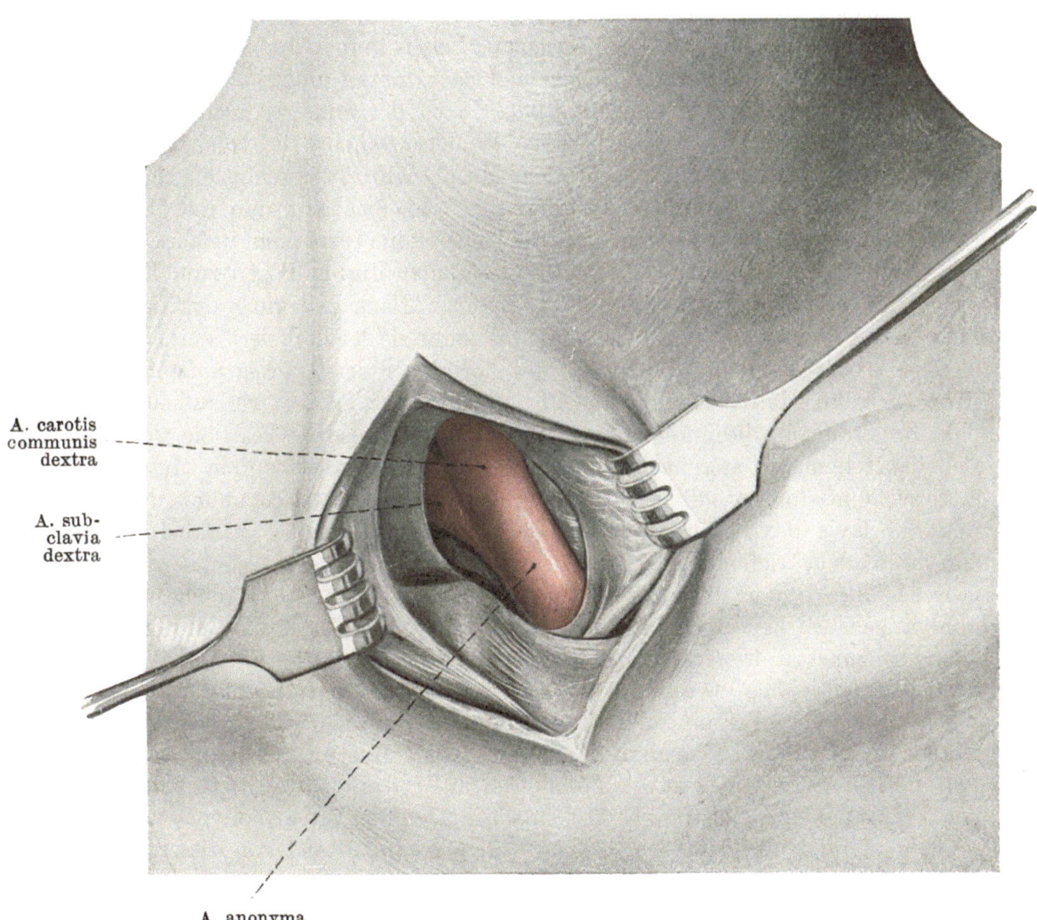

Abb. 11. Freilegung der A. anonyma. Chirurgischer Weg.

frei zutage tritt. Der Muskel wird aus seinem Lager gewälzt, nach hinten umgeklappt und fixiert. Man sieht nun im oberen Wundwinkel das Paket der Lymphdrüsen, weiter unten die bläulich durchschimmernde mächtige Vena jugularis. Spaltet man vor der Vene die Gefäßscheide, wobei auch auf den Verlauf des Nervus hypoglossus zu achten ist, so erscheint die Arteria carotis mit ihren Ästen. Es gelingt leicht, die Carotis externa und interna durch ihre Lage, sowie durch den Umstand, daß letztere unverzweigt ist, erstere aber eine Reihe von Ästen besitzt, voneinander zu unterscheiden. Die Carotis externa wird nun freigemacht, aufgehoben und ligiert. Durch das geschilderte Vorgehen vermeidet man, sowohl mit der Vena jugularis als auch mit dem Nervus vagus und accessorius in Konflikt zu kommen.

Sollte aus irgendeiner, gewiß selteneren Indikation die **Unterbindung** der **Arteria carotis communis** proximal vom Trigonum caroticum sich als notwendig erweisen, so läßt sich die Aufsuchung des Gefäßes am einfachsten in der Höhe des Tuberculum caroticum Chassaignac folgendermaßen durchführen. Der Hautschnitt wird am vorderen Rand des Musculus sternocleidomastoideus derart angelegt, daß er das mittlere Drittel der gesamten Länge des Muskels einnimmt. Das Platysma und die Fascia superficialis werden durchschnitten, der Kopfnicker aus seinem Lager gehoben und nach hinten umgeschlagen, gleichzeitig wird das Eingeweiderohr des Halses nach der entgegengesetzten Seite verzogen (vgl. Abb. 10). In der breiten Wunde erscheint die vom Musculus omohyoideus gekreuzte Gefäßscheide; der Muskel wird durchschnitten, die Gefäßscheide an ihrer vorderen Wand eröffnet. Es erscheint nun die *Arteria carotis communis* an der medialen Seite des Tuberculum caroticum, welches deutlich tastbar ist. Unter der Gefäßscheide sieht man die im Bogen zum Eingeweiderohr verlaufende *Arteria thyreoidea inferior*. Nach Isolierung der Carotis vom Nervus vagus und der Vena jugularis kann sie leicht ligiert werden.

Die **Arteria anonyma** gelangt aus der Aorta, vor der Trachea aufsteigend, über die rechte Hälfte der vorderen Zirkumferenz der Trachea verlaufend, aus dem Brustraum in die untere Spitze des mittleren Halsdreieckes. Sie wendet sich dabei immer weiter nach rechts und verschwindet unter dem Musculus sternocleidomastoideus, unter welchem sie sich in die Carotis communis dextra und Subclavia dextra aufteilt. Die Länge der Anonyma ist variabel, entsprechend dem tieferen oder seichteren Einschneiden des Teilungswinkels zwischen ihre beiden eben genannten Äste. Wie noch bei der Tracheotomia inferior genauer hervorgehoben werden wird, ist das Verhältnis der Arteria anonyma zur Trachea ein derartiges, daß sie regelmäßig im unteren Winkel der Operationswunde, welche für die Tracheotomia inferior angefügt wird, erscheint. In ihrem Verlauf am Halse wird die Arterie nicht nur vom Musculus sternocleidomastoideus, sondern auch von den Musculi sternothyreoideus und sternohyoideus gedeckt. Während sie im Mediastinum anticum von der Vena anonyma sinistra überkreuzt wird, liegt die Vena anonyma dextra so weit lateral, daß die Arterie, nur an ihrem rechten Rand von dieser Vene berührt wird. Daher kommt es auch, daß man das Halsstück der Arteria anonyma freilegen kann, ohne mit der Vena anonyma dextra in Konflikt zu kommen. Bei steil abfallender oberer Brustapertur kann man die Arteria anonyma in einem größeren Teil ihres Bruststückes freilegen, nicht selten auch noch die Überkreuzung mit der Vena anonyma sinistra zu Gesicht bekommen. Ähnlich wie das Venenrohr von der Arterie abrückt, entfernt sich auch der Nervus vagus, welcher kranial zwischen Arteria carotis communis und Vena jugularis interna der Arterie dicht angeschlossen verläuft, schon höher oben von der Arteria anonyma lateralwärts. Aus den beiden Venae anonymae stammende kleinere Venen ziehen zum Plexus thyreoideus impar und kreuzen die Arterie an ihrer ventralen Seite. Unter der Arteria anonyma kommt der mediale Abhang der Pleurakuppe zum Vorschein.

Für die chirurgische Aufsuchung der Arterie wird der Hautschnitt am vorderen Rande des Musculus sternocleidomastoideus entsprechend dem unteren

Drittel desselben gemacht (vgl. Abb. 11). Es empfiehlt sich, eventuell den Hautschnitt am oberen Rande des Sternum im Bogen medialwärts zu ziehen. Der Musculus sternocleidomastoideus wird aus seinem Lager gehoben, eventuell auch in seiner sternalen sehnigen Partie gekappt. Oberhalb des Sternoklavikulargelenkes erscheinen nun, von einer dünnen Faszie gedeckt, die Musculi sternothyreoidei und sternohyoidei. Durchschneidet man die beiden, so erblickt man, in ein dichtes Bindegewebelager eingehüllt, von lockeren Fettmassen umgeben, die Arteria anonyma über den rechten Abhang der Trachea distalwärts verlaufen. Spaltet man das Bindegewebe, so erscheint die Arterie selbst, mit dem Ursprung der Arteria carotis communis dextra und subclavia dextra. Es gelingt unschwer, die Arterie ein Stück weit thorakalwärts zu verfolgen. Vor der Arterie sieht man den oberen Rand der Vena anonyma sinistra, lateral von ihr den medialen Rand der Vena anonyma dextra.

III. Vorlesung.

Operationen am Gefäßsystem.

Unterbindung der Arteria subclavia und brachialis.

Meine Herren! Die **Aufsuchung** der **Arteria subclavia** kann entweder medial von der Scalenuslücke oder lateral von derselben resp. vor oder nach der Passage derselben erfolgen. Rechterseits ist die Aufsuchung der Arteria subclavia an der ersten Stelle ebenso vorzunehmen wie die eben beschriebene Unterbindung der Arteria anonyma, während die Unterbindung der Arteria subclavia sinistra entsprechend der tiefen Lage dieser Arterie an der oberen Brustapertur sich schwieriger gestaltet als jene der Arteria anonyma resp. subclavia dextra.

Bei der Unterbindung der vom Arcus aortae ausgehenden Gefäße wird im allgemeinen auf die Carotiden und auf die Arteria anonyma geachtet. Ebenso wird die Unterbindung der Arteria subclavia dextra gelehrt, während die Unterbindung der Arteria subclavia sinistra vor ihrem Durchtritt durch die Scalenuslücke fast vollkommen vernachlässigt wird. Man bekommt den Eindruck, als ob dabei das für die rechte Arteria subclavia Gesagte auch für die linke Subclavia als gültig hingestellt werden sollte. Die Lage des Aortenbogens und die Ursprungsverhältnisse der drei Hauptäste, das Verhalten des Nervus recurrens vagi, sowie das Hinzukommen des Endteiles des Ductus thoracicus machen es begreiflich, daß nicht nur die Topographie der Arteria subclavia sinistra sich von jener der dextra unterscheidet, sondern daß auch die operative Bloßlegung derselben auf beiden Seiten verschieden ist. Ebenso wie man die Arteria anonyma bis knapp an den Aortenbogen hinab freilegen kann, ist auch die Arteria subclavia sinistra bis fast an ihren Ursprung operativ erreichbar.

Die **Arteria subclavia sinistra,** welche aus dem von rechts vorne nach links hinten ziehenden Aortenbogen als letzter Ast entspringt, liegt dementsprechend in dem an den Ursprung schließenden Anteile viel weiter dorsal, also tiefer als die zuerst abgehende, die Trachea traversierende Arteria anonyma. Daher liegt sie auch der Wirbelsäule näher. Sie schließt sich der Arteria carotis sinistra, dem Ösophagus sowie auch dem hinter dem Ösophagus hervorkommenden Ductus thoracicus eng an.

Die topographischen Verhältnisse der Region lassen sich in Kürze folgendermaßen darstellen (vgl. Abb. 12). Die Region wird, abgesehen vom Platysma und der oberflächlichen Faszie, durch den Musculus sternocleidomastoideus, unter diesem durch die Fascia omoclavicularis und medial davon durch den Musculus sternohyoideus und sternothyreoideus gedeckt. Nach der

Entfernung beider Schichten erscheint die *Vena jugularis interna*, der ***Angulus venosus sinister*** und unter dem Sternum verschwindend die *Vena anonyma sinistra*. Medial von der Vena jugularis verläuft die *Arteria carotis communis*

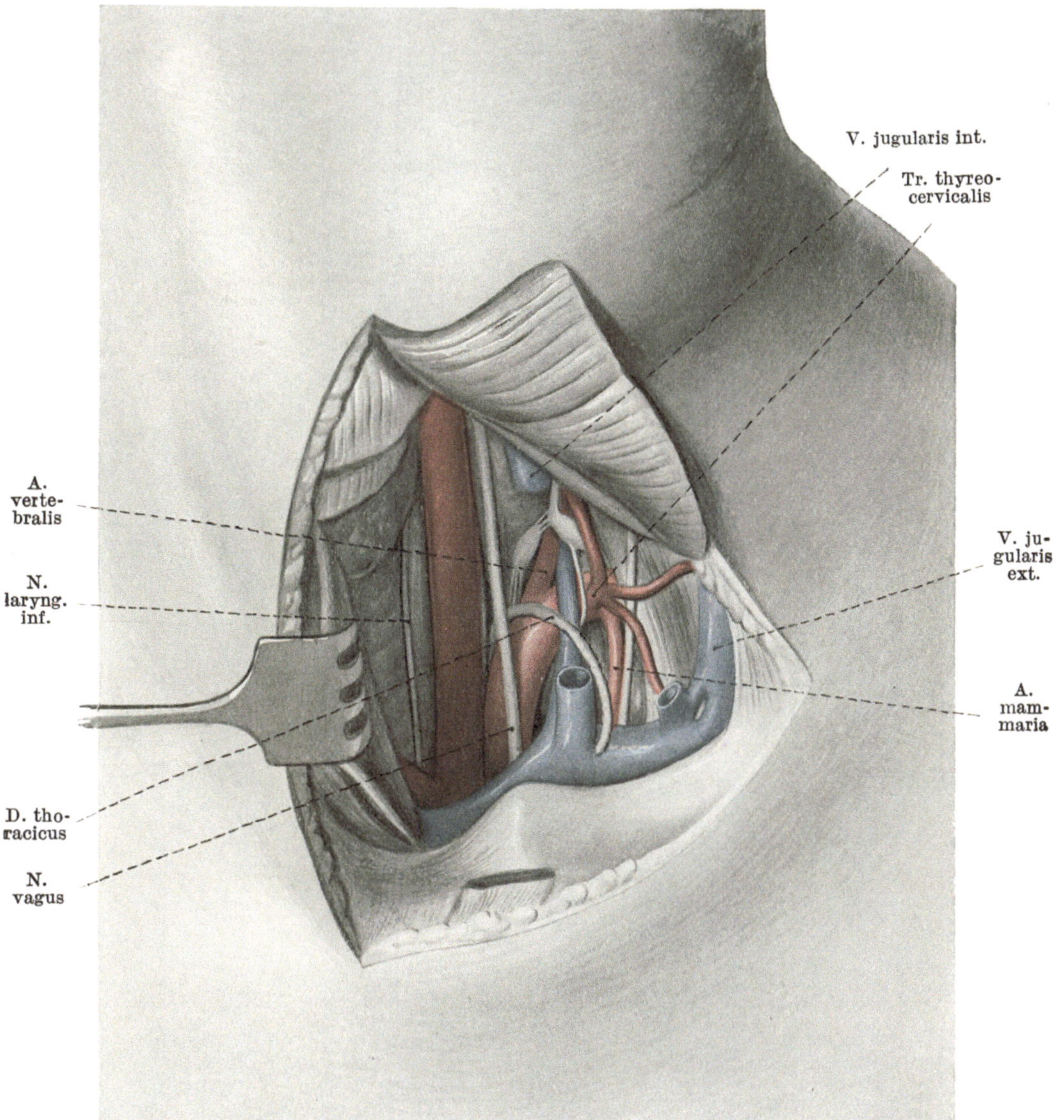

Abb. 12. Freilegung der A. subclavia sinistra in der oberen Thoraxapertur. Topographie der Region. Man sieht, so wie während der Operation, vom Kopfende her in die Wunde.

sinistra, welche mit der Vene nach abwärts divergiert, so daß ein schmales, hohes Dreieck entsteht, dessen Basis durch die Vena anonyma, dessen beide Längsseiten durch die Vena jugularis und Arteria carotis communis gegeben werden. In diesem Dreieck zieht der *Nervus vagus* nach unten. Medial von der Arteria carotis communis kommen der *Ösophagus* und die *Trachea*, zwischen beiden der *Nervus recurrens vagi* zum Vorschein. Im untersten Wundwinkel rechts sieht man die Arteria anonyma erscheinen. Schiebt man die Vene lateralwärts, die Arterie mit dem Eingeweiderohr medialwärts ab, so tritt die Arteria

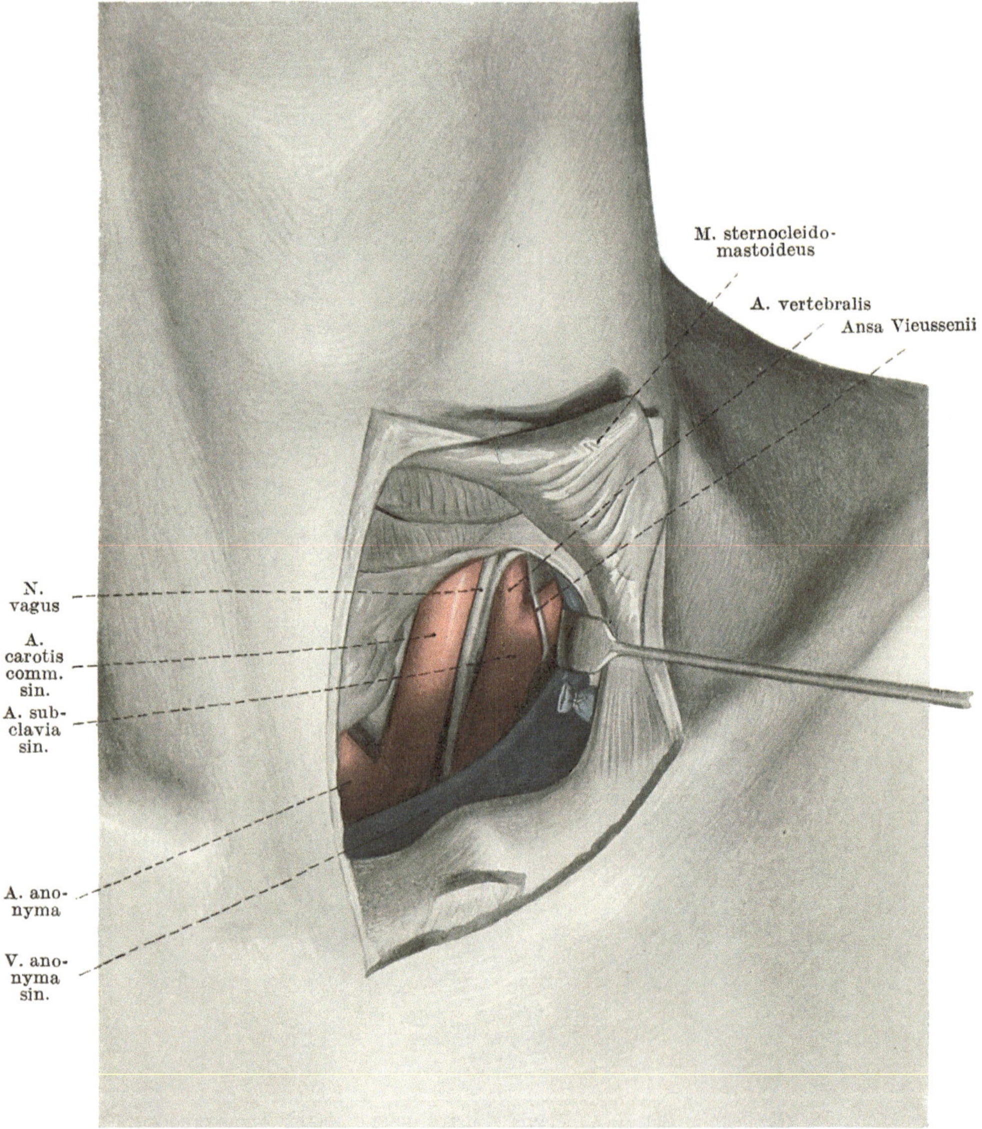

Abb. 13. Freilegung der A. subclavia sinistra in der oberen Thoraxapertur. Ansicht wie in Abb. 12. Chirurgischer Weg.

subclavia sinistra zutage. Über die Arterie im Bogen verläuft der *Ductus thoracicus,* der durch den Spalt zwischen Vena jugularis und Vena vertebralis hindurchtritt, an die laterale Seite der Vena jugularis gelangt und hier zwischen

Vena jugularis einerseits, *Nervus phrenicus* andererseits gelegen nach abwärts zieht, um am *Angulus venosus* zu münden. Die Arterie läuft an dieser Stelle steil nach aufwärts und ist der medialen Fläche der Lungenkuppe eng angeschlossen. Folgt man der Arterie distalwärts, so sieht man den Abgang der *Arteria vertebralis* und des *Truncus thyreocervicalis* sowie die daselbst gelegenen Ganglien des *Sympathicus* und die *Ansa Vieussenii.*

Die operative Freilegung (vgl. Abb. 13) kann folgendermaßen durchgeführt werden. Ein hakenförmiger Hautschnitt, dessen horizontaler Schenkel längs des oberen Randes der Clavicula bis fast gegen die Medianebene reicht, dessen aufsteigender Schenkel am vorderen Rande des Sternocleidomastoideus verläuft. Dieser Muskel wird an seinem Ansatz quer durchtrennt und mit dem Hautlappen schief nach außen oben umgeschlagen, ebenso wird der Musculus sternohyoideus und sternothyreoideus quer durchschnitten. Das Eingeweiderohr wird nach rechts innen verzogen, die Vena jugularis interna nach links außen. Am unteren Rand der Wunde spannt sich die Vena anonyma sinistra an. Durch das Bindegewebe der Gefäßscheide hindurch erblickt man den Nervus vagus, welcher vorsichtig medialwärts disloziert wird. Knapp oberhalb der Vena anonyma wird das gesamte Bindegewebe mit den darin befindlichen Lymphdrüsen vorsichtig abpräpariert und stumpf nach aufwärts geschoben. In ihm liegt der ***Ductus thoracicus***, welcher auf diese Weise am einfachsten geschont werden kann. Nach der Abschiebung des Bindegewebes erscheint die Arteria subclavia, welche sowohl thorakalwärts als auch distalwärts ein großes Stück freigelegt werden kann.

Die Aufsuchung der Arteria subclavia jenseits der Scalenuslücke wird im allgemeinen an zwei typischen Operationsstellen durchgeführt, von welchen die eine oberhalb der Clavicula in der Fossa supraclavicularis, die andere unterhalb der Clavicula im Mohrenheimschen Dreieck gelegen ist. Da die topographischen Eigentümlichkeiten sich für die beiderseitigen Arterien nach der Passage der Scalenuslücke decken, gilt die hier gegebene Beschreibung natürlich sowohl für die rechte als auch die linke Subclavia.

Bei der Unterbindung der *Arteria subclavia* in der **Fossa supraclavicularis** ist das Operationsfeld folgendermaßen begrenzt. Die Basis des Dreieckes bildet die Clavicula, den inneren vorderen Rand stellt der Seitenrand des Musculus sternocleidomastoideus dar. während der äußere obere durch den hinteren Bauch des Musculus omohyoideus gebildet wird. Unter der Fascia colli superficialis, in welcher die Nervi supraclaviculares aus dem Plexus cervicalis nach abwärts verlaufen und in welcher die variabel entwickelte Vena jugularis externa liegt, befindet sich eine Ansammlung von Fett, welche das Spatium zwischen dem vom unteren Rande des Musculus omohyoideus zur Clavicula ziehenden Faszienblatte, Fascia omoclavicularis und der eben erwähnten Fascia colli superficialis erfüllt (vgl. Abb. 14). Die hier verlaufenden Venen zeigen praktisch interessante Varietäten insoferne, als unter Umständen das aus der Vereinigung der *Vena jugularis externa* und der *Vena transversa scapulae* hervorgegangene Gefäßrohr, mehr oder minder horizontal nach innen ziehend, so mächtig sein kann, daß es Veranlassung bieten kann zur Verwechslung mit der viel tiefer und kaudalwärts gelegenen Vena subclavia. Das eben beschriebene Gefäß erreicht im medialen Wundwinkel, gedeckt vom Musculus sternocleidomastoideus den Angulus venosus, um daselbst zu münden. Ist die Vena jugularis externa nur schwach entwickelt oder fehlt sie vollständig, so sind die Verhältnisse allerdings weit einfachere.

Durchsetzt man die Fascia omoclavicularis, so erscheint der steil nach abwärts verlaufende Rand des *Musculus scalenus anterior*, über welchen der *Nervus*

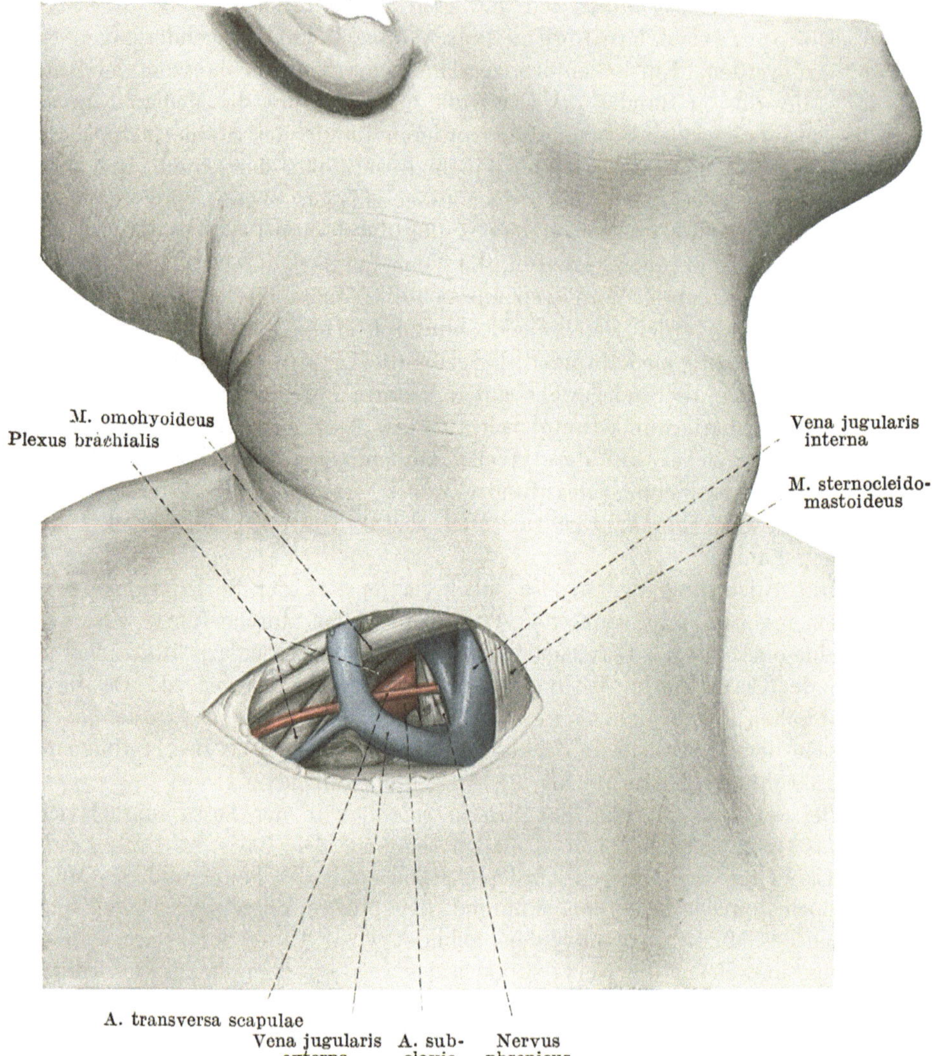

Abb. 14. Freilegung der A. subclavia oberhalb der Clavicula. Topographie der oberflächlichen Gebilde in der Wunde.

phrenicus der Länge nach abwärts zieht, während ventral von ihm die *Arteria transversa scapulae* und die *Arteria cervicalis superficialis* quer über den Scalenus nach außen und hinten verlaufen (vgl. Abb. 15). Der laterale Rand des Scalenus anterior bildet den wichtigsten Orientierungspunkt bei der Aufsuchung der Arterie, da dieselbe unter diesem Rand knapp oberhalb seines Endes an der ersten Rippe zum Vorschein kommt. Während die Vene noch hinter der Clavicula geborgen, nur mit ihrem oberen Rande im Operationsfeld erscheint, und leicht kranialwärts konvex hinter der Clavicula verschwindet, steigt die unter dem Rand des Scalenus anterior hervorkommende Arterie ziemlich steil nach unten und außen ab. Ihr schließt sich kranial der *Plexus brachialis* an, dessen Nervenstränge sich im Zuge nach unten und außen weiter lateral über die Arterie schieben. Am Grunde der Wunde tastet man deutlich das Tuberculum Lisfranci als die Grenze zwischen der vorderen und hinteren Scalenuslücke. Hinter dem Tuberculum erblickt man die Arterie, vor demselben die Vene. Parallel

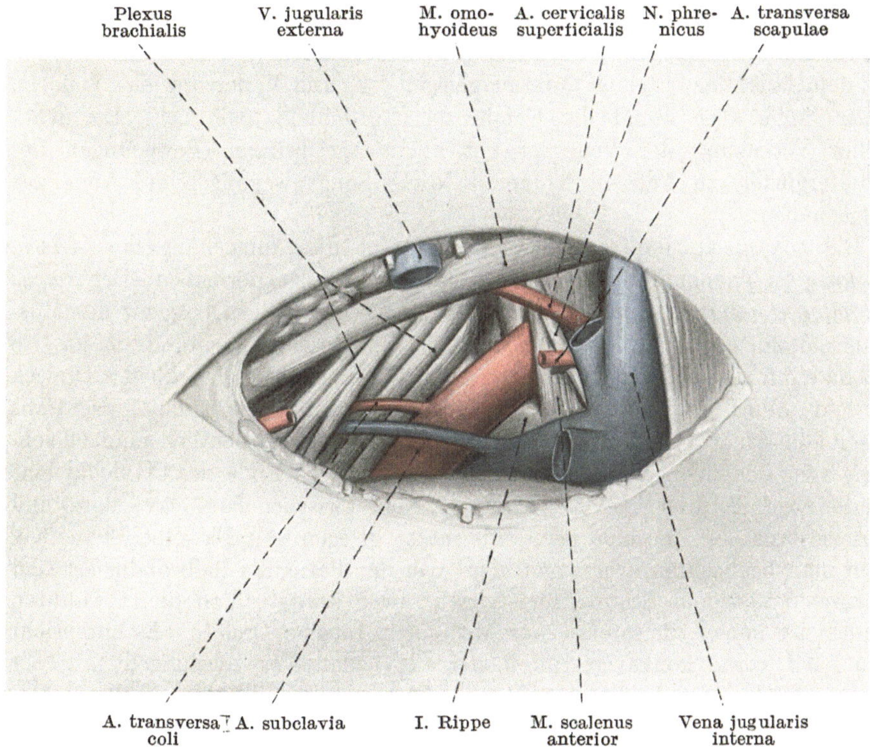

Abb. 15. Freilegung der A. subclavia oberhalb der Clavicula. Topographie der tiefen Gebilde in der Wunde.

mit der Basis des vorhin beschriebenen Dreieckes, bei normal eingestellter Clavicula sogar noch meist von derselben gedeckt, zieht die *Arteria transversa scapulae* aus dem Truncus thyreocervicalis lateralwärts. Höher oben, in derselben Richtung verlaufend, sieht man die *Arteria cervicalis superficialis.* Die beiden Arterien stehen bezüglich ihrer Mächtigkeit in einem vikariierenden Verhältnis. Folgt man dem kranialen Rande der steil absteigenden Arteria subclavia, so gelangt man an den Ursprung der *Arteria transversa colli*, welcher näher oder entfernter von der Durchtrittsstelle der Subclavia durch die hintere Scalenuslücke liegt. Die Arteria transversa colli charakterisiert sich dadurch, daß sie nach ganz kurzem Verlaufe zwischen den Ästen des Plexus brachialis verschwindet.

Für die chirurgische Freilegung wird die Extremität möglichst weit nach abwärts gezogen, um durch die gleichsinnige Verschiebung der Clavicula das Operationsfeld zu vergrößern. Der Hautschnitt beginnt am hintern Rande des M. sternocleidomastoideus und verläuft längs des oberen Randes der Clavicula nach außen bis über die Mitte des Schlüsselbeins. Bei der Durchschneidung der Fascia superficialis ist auf die früher beschriebenen Venenverhältnisse zu achten. Nach der Durchsetzung der Fascia omoclavicularis erscheint der laterale Rand des Musculus scalenus anterior, unter welchem die *Arteria subclavia* hervortritt. Folgt man dem Rande kaudalwärts, so tastet man die erste Rippe und das darauf befindliche Tuberculum Lisfranci. Zu vermeiden ist es, bei der Aufsuchung der Arterie zu weit in den medialen unteren Wundwinkel zu gelangen, da hier die Vena subclavia resp. der Angulus venosus vor dem Musculus scalenus anterior gelegen ist. Die Verletzung der Vene an dieser Stelle aber bringt die Gefahr der Luftembolie mit sich. Bei eventueller Verletzung der Vene ist vor allem vor brüsken Bewegungen des Schultergürtels zu warnen, da gerade diese Saugbewegungen der Vene zur Folge haben.

Die topographischen Verhältnisse für die Aufsuchung der *Arteria subclavia* im **Trigonum Mohrenheimi** gestalten sich folgendermaßen. Der *Sulcus deltoideopectoralis* verbreitert sich nach aufwärts durch die Divergenz des Musculus deltoideus und der Pars clavicularis des Musculus pectoralis major, so daß dadurch ein nach oben durch die Clavicula abgeschlossenes kleines Dreieck entsteht. Wird bei halb abduzierter oberer Extremität der Musculus pectoralis major kontrahiert, so sinkt die eben beschriebene Stelle deutlich ein. Gleichzeitig aber sieht man nicht selten nahe dem medialen Ende der Clavicula eine zweite, ebenfalls dreieckige Einsenkung, welche zwischen Pars clavicularis und sternocostalis des Musculus pectoralis major gelegen ist. Dasselbe Phänomen kann man beobachten, wenn man den Arm des Patienten halb abduziert und zusammen mit dem Schultergürtel nach vorne drängt. Von den erwähnten Gruben ist immer die laterale das Mohrenheimsche Dreieck. Es entspricht dem nach vorne konkaven Anteil der Clavicula. Verwechslungen mit der Spalte zwischen den beiden Anteilen des Pectoralis major sind deshalb zu vermeiden, weil man durch letztere höchstens auf die Vena subclavia, sicherlich nicht auf die Arteria gelangt.

Legt man den Sulcus deltoideopectoralis frei, so findet man in ihm die *Vena cephalica* und darunter den Ramus deltoideus des *Truncus thoracoacromialis*. An dem oberen verbreiterten Ende der Furche verschwindet die Vena in einem kleinen, die Grube ausfüllenden Fettpolster. Die Vene variiert in ihrer Stärke, kann auch vollständig fehlen. Durchschneidet man die Pars clavicularis des Musculus pectoralis major ganz nahe an der Clavicula und legt sie nach unten um, so erscheint der obere Rand des schief von innen unten nach außen oben ziehenden Musculus pectoralis minor, dessen laterales Ende durch die deutliche Prominenz des *Processus coracoideus* markiert erscheint (vgl. Abb. 16). Von der ersten Rippe her zieht ein weißlich glänzender, dicht gewebter Bindegewebszug, meist in kranial konvexem Bogen schief nach außen oben und endet ebenfalls am Processus coracoideus. Zwischen diesen beiden Grenzen befindet sich eine dünne Faszie, hinter welcher ein ziemlich mächtiges Fettlager zu bemerken ist. Der beschriebene weiße ligamentöse Zug stellt die Faszie des

Musculus subclavius dar, welche sich lateralwärts vom Muskel lossagt und als ein selbständiger, distinkter Bindegewebsapparat bis zum Processus coracoideus zu verfolgen ist, besonders deutlich dann, wenn man die Schulter nach vorne

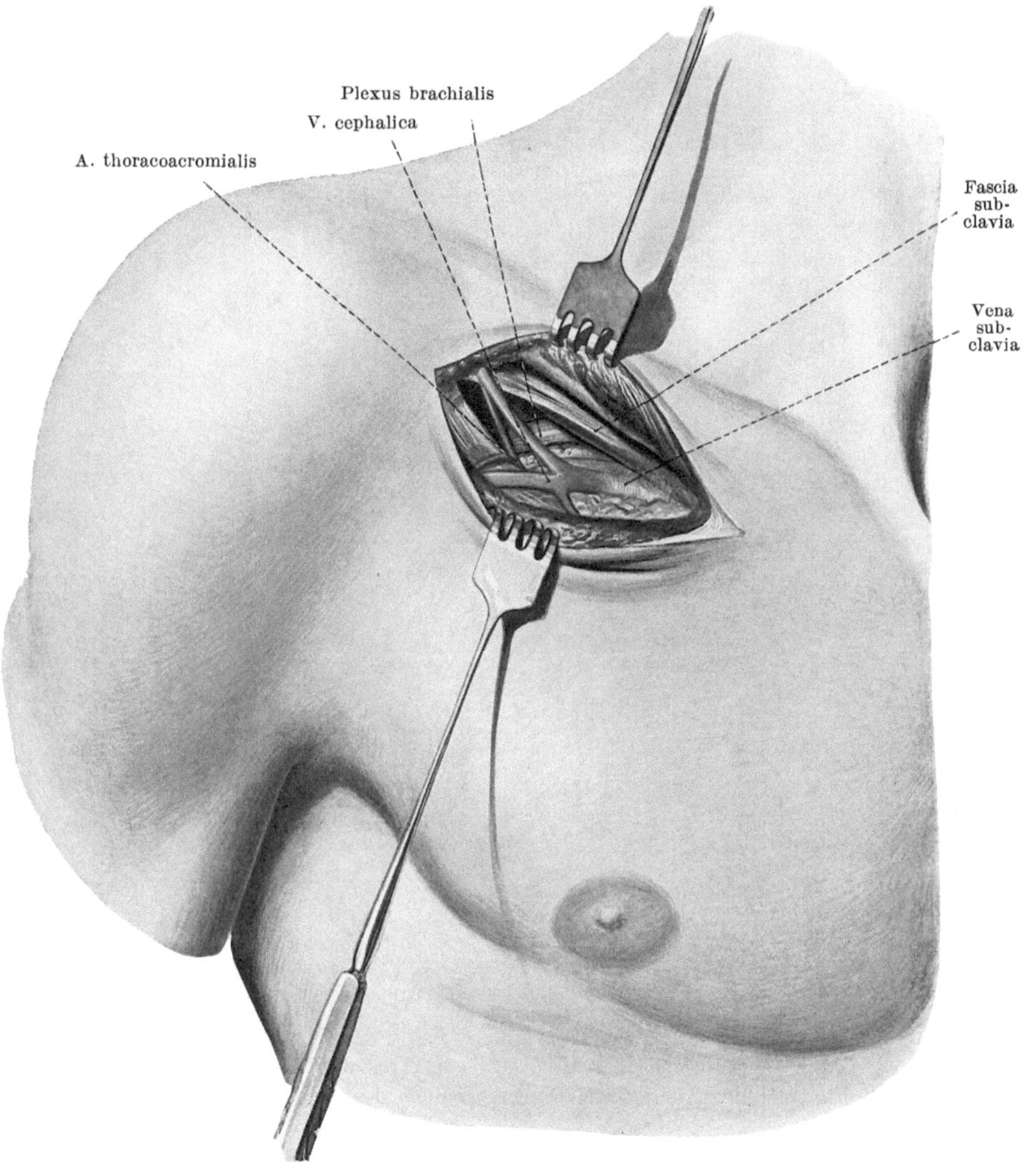

Abb. 16. Freilegung der A. subclavia im Trigonum Mohrenheimi.
Topographie der Gebilde in der Wunde nach Durchschneidung des M. pectoralis major.

und oben staucht. Dieser scharfrandige *Apparatus ligamentosus coracoclavicularis* begrenzt den Zugang zur nächsten Schichte von oben so, wie der kraniale Rand des Musculus pectoralis minor von unten (vgl. Abb. 17). Folgt man diesem Bindegewebszug medialwärts gegen die erste Rippe und entfernt das hier gelegene Fett, so erscheint die breite, bei der gewöhnlichen Einstellung der Schulter fast bandartig gestaltete *Vena subclavia*, in welche die Vena cephalica mündet. Eng angeschlossen an den kranialen Rand der Vene, erblickt man den auf einen kleinen Querschnitt zusammengedrängten *Plexus brachialis*, welcher von oben innen nach unten außen in den beschriebenen Spalt gelangt. Von der Arterie

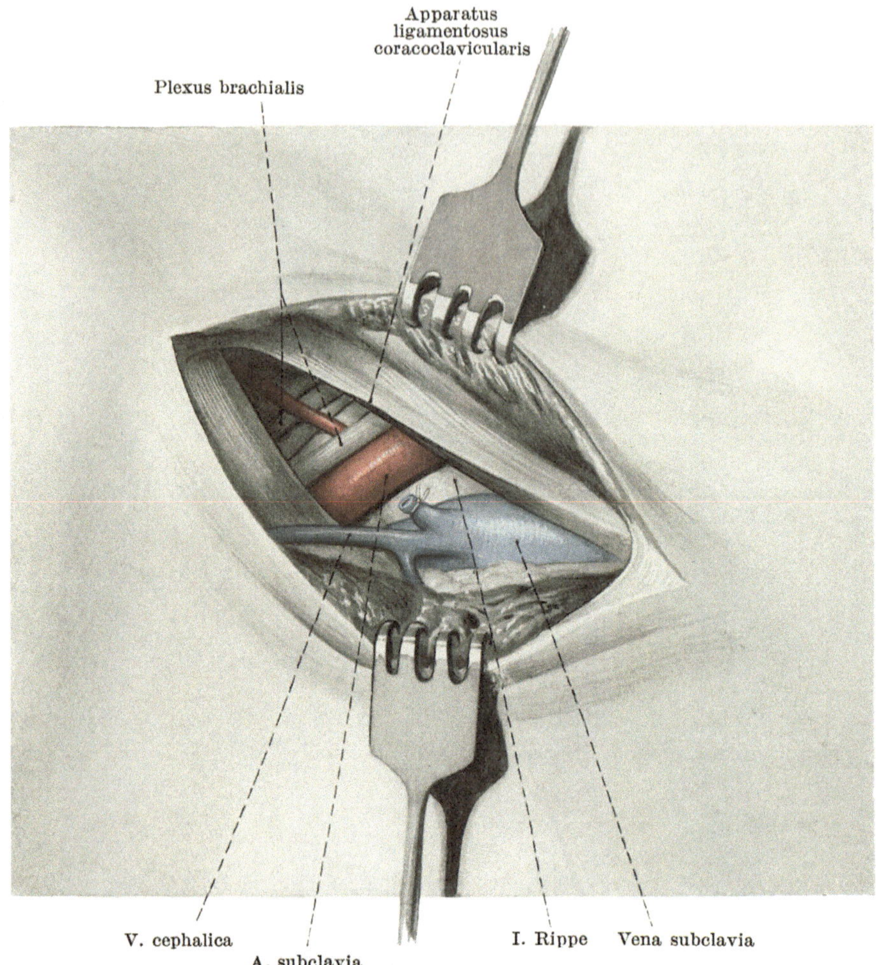

Abb. 17. Freilegung der A. subclavia im Trigonum Mohrenheimi. Topographie der Arterie nach Durchschneidung des M. pectoralis major.

ist noch nichts zu sehen. Erst wenn man den Schultergürtel ein wenig nach aufwärts schiebt und Vene und Plexus voneinander trennt, erscheint zwischen den beiden die tiefer gelegene *Arteria subclavia*. Folgt man dem Zuge der Arterie ein Stück weit medialwärts, so sieht und tastet man die erste Rippe und an derselben die Insertion des Musculus scalenus anterior am Tuberculum Lisfranci.

Die Faszie des Musculus subclavius ist an der Stelle, an welcher die Vena subclavia unter dem Musculus subclavius zum Vorschein kommt, mit der Venenwand selbst innig verbunden, so daß die vordere und obere Venenwand den Exkursionen dieser Faszie vollkommen folgen muß. Hebt man die Clavicula, so wird die bis dahin bandförmige Vene in ihrem Lumen erweitert, senkt (vgl. Abb. 18)

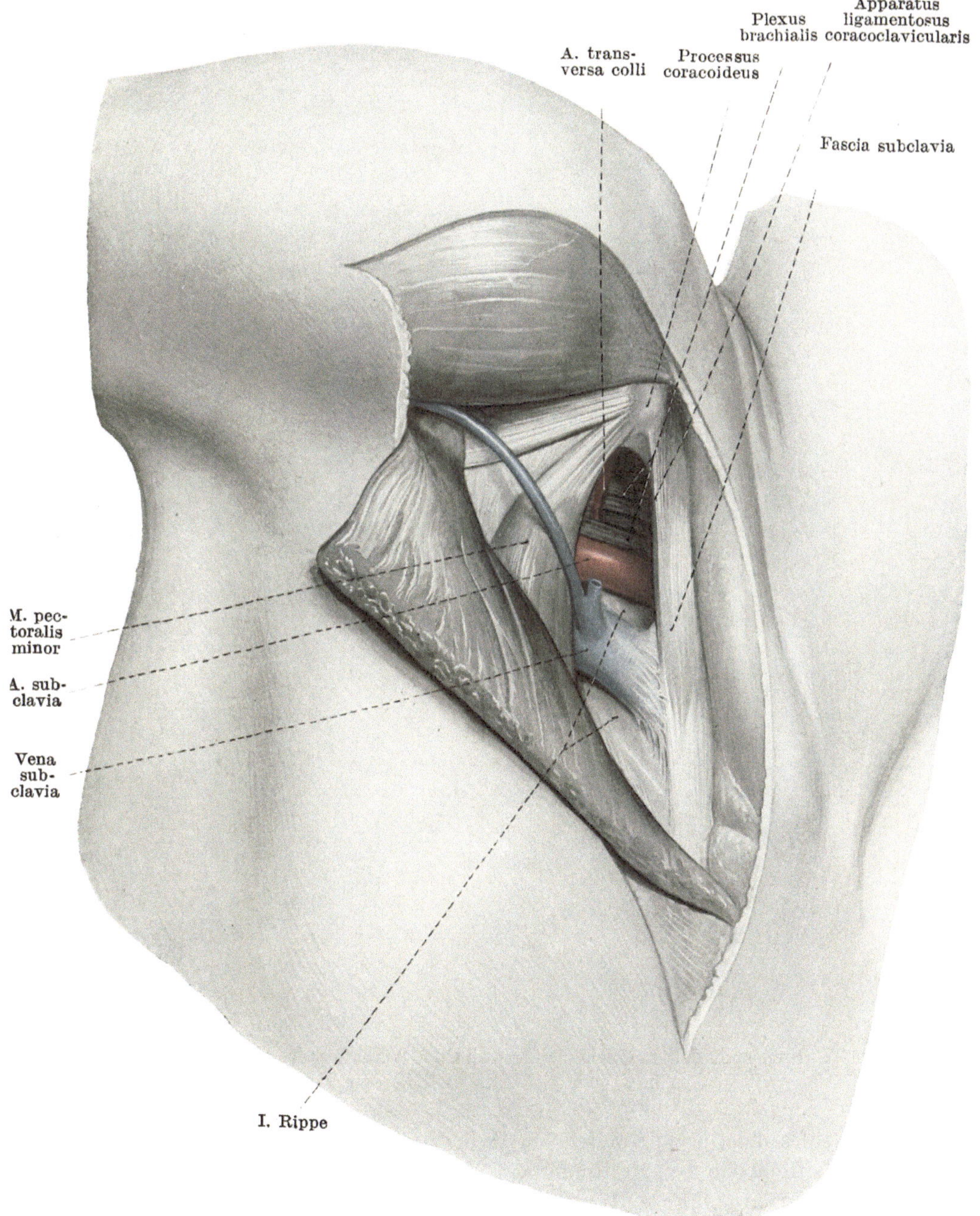

Fig. 18. Freilegung der A. subclavia im Trigonum Mohrenheimi. Topographie der Vene, der Arterie und des Plexus bei hinaufgestauchter Schulter. Verwachsung der Vene mit der Faszie des M. subclavius.

man die Clavicula wieder und entspannt dadurch die Faszie, so kollabiert die Vene (vgl. Abb. 18). Diese eigentümlichen Verhältnisse zwischen Vene und Faszie ermöglichen eine Unterstützung bei der Rückbeförderung des Blutes aus der oberen Extremität in Form einer Saugvorrichtung, welche für die Mechanik des

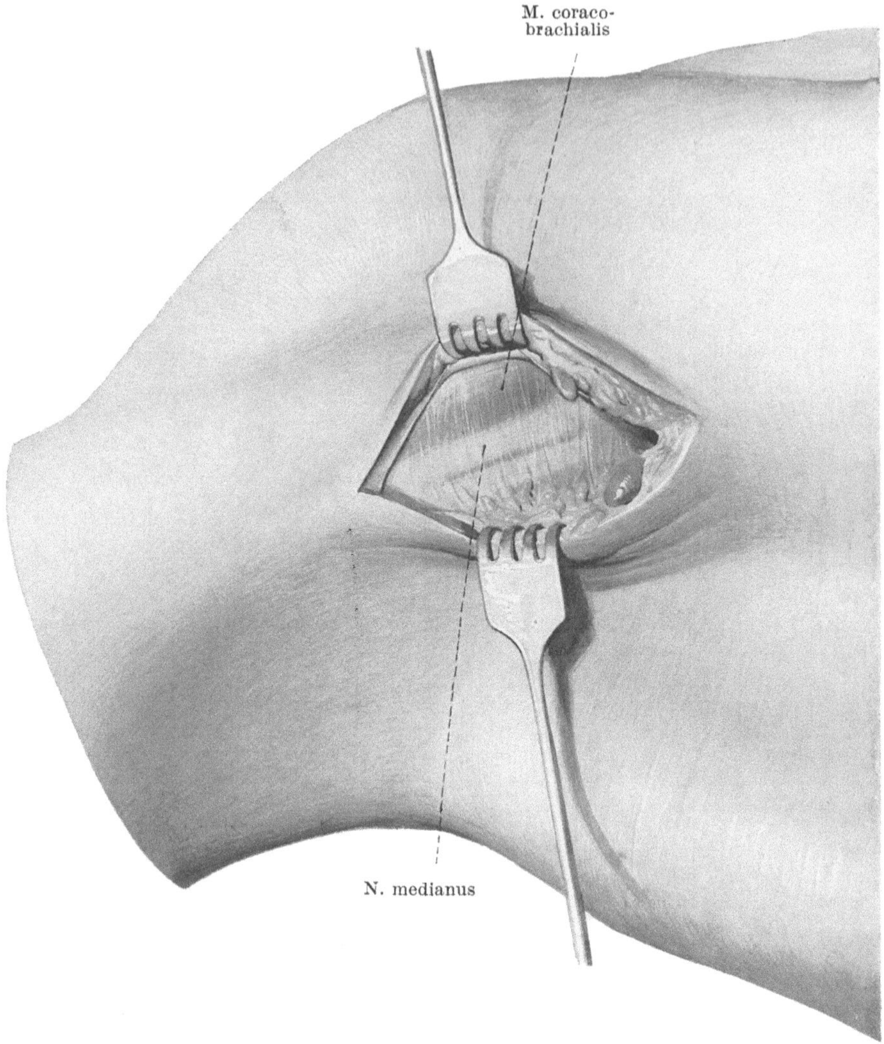

Abb. 19. Freilegung der A. brachialis in der Axilla. Verhalten der oberflächlichen Schicht in der Wunde. Fascia axillaris superficialis.

Kreislaufes ohne jeden Zweifel von Bedeutung ist, gleichzeitig aber die Gefahr einer Luftembolie bei Eröffnung der Vene an dieser Stelle mit sich bringt.

Die chirurgische Aufsuchung der Arterie gestaltet sich wie folgt: Nach Durchschneidung der Haut vom Sternoclaviculargelenk bis zum Processus coracoideus wird die Pars clavicularis des Musculus pectoralis major von der Clavicula abgelöst und umgeschlagen. Es erscheint der scharfe Rand der Faszie des Musculus subclavius. An diesem wird das Fett abgelöst und nach abwärts verdrängt, so daß der obere Rand der Vene und der Plexus brachialis erscheint. Drängt man den unteren Rand des Plexus ein wenig nach aufwärts, so erscheint auf der ersten Rippe gelegen die Arteria subclavia. Bei Verletzung der Vene ist der Arm sofort nach Möglichkeit nach abwärts zu ziehen, so daß die Vene entspannt wird. Sonst ist während der Operation die Schulter ein

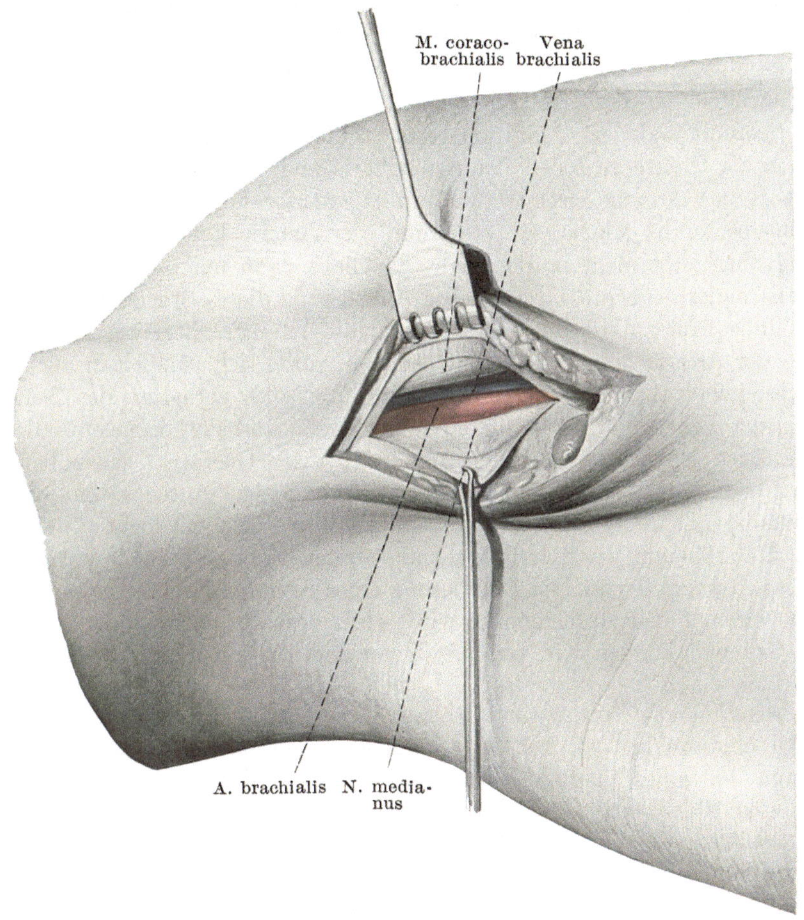

Abb. 20. Freilegung der A. brachialis in der Axilla.
Chirurgischer Weg.

wenig gehoben zu halten. Jedenfalls vermeide man während der Operation größere Exkursionen der Clavicula, um eine Luftembolie hintanzuhalten. Der untere Rand der Fascia subclavia sowie das deutlich tastbare Tuberculum Lisfranci auf der ersten Rippe geben die Orientierungspunkte für die Aufsuchung der Arterie.

Von der Darstellung der vielfach empfohlenen Unterbindung der *Arteria axillaris* kann hier aus folgenden Gründen abgesehen werden. Ein Teil der Autoren nennt jenes Stück der für die obere Extremität bestimmten Arterie, welches am unteren Rande der Clavicula zum Vorschein kommt und von der vorderen Brustfläche her erreichbar ist, bereits Arteria axillaris. Die Unterbindung dieses Gefäßes haben wir schon als Unterbindung der Arteria subclavia im Trigonum Mohrenheimi beschrieben. Das darauffolgende Stück der Arteria teilt man gewöhnlich in zwei Teile. In einen, welcher vom oberen Rand des Musculus pectoralis minor bis zu seinem unteren reicht und in einen zweiten Teil, welcher von hier bis an den unteren Rand des Musculus pectoralis major zieht, wo das Gefäß zur *Arteria brachialis* wird. Die distale Abgrenzung der Arteria axillaris in diesem Sinne ist schon deshalb eine ungenaue, weil das vom Musculus pectoralis major gedeckte Stück der Arterie ein variabel langes ist, je nachdem ob der Arm frei zur Seite des Rumpfes herabhängt oder bis zur Horizontalen oder gar über den Kopf erhoben wird. Ich verwende im allgemeinen als Grenze zwischen Arteria axillaris und Arteria brachialis den Ursprungsort der *Arteriae circumflexae humeri anterior* und *posterior*. Der vom Musculus pectoralis minor gedeckte Anteil der Arterie kommt für die Unterbindung überhaupt nicht in Betracht. Es bliebe dann nur die vom Musculus pectoralis major gedeckte Strecke. Die Aufsuchung dieses Stückes ist aber bei weitem unbequemer als die des unmittelbar an die Arteria axillaris anschließenden Stückes der Arteria brachialis. Die Operation würde sich nämlich in der Tiefe der Achselhöhle abspielen und sich somit durch das Verhalten des Nervenpaketes, der Venen und des axillaren Fettpolsters samt den darin enthaltenen Lymphdrüsen schwieriger gestalten, ohne daß diese Operation gegenüber der nun zu beschreibenden Unterbindung des proximalen Anteiles der Arteria brachialis irgendeinen Vorteil besäße. Man kann im Gegenteil sogar behaupten, daß die **Unterbindung** der **Arteria brachialis** an der besagten Stelle, da sie unterhalb des Abganges der für die Etablierung eines Kollateralkreislaufes wichtigen Arteriae circumflexae durchgeführt wird, eben deshalb günstiger ist. Aus all diesen Gründen können wir von der Unterbindung der Arteria axillaris absehen.

Die *Arteria brachialis* liegt im obersten Anteil des Sulcus bicipitalis internus, eng angeschlossen an den Musculus coracobrachialis, welcher zusammen mit dem Caput breve des Musculus biceps bei abduzierter Extremität eine deutliche Vorwölbung bildet. Das Gefäß- und Nervenpaket ist an dieser Stelle deutlich tastbar. Unter der Haut befindet sich die Fascia brachialis superficialis, auf dieser der dünne Nervus cutaneus brachii medialis, nicht selten von einer mächtigen, oft fingerdicken Vene begleitet. Diese Vene ist die *Vena basilica*, welche bei sehr vielen Personen nicht, wie dies beschrieben wird, in der Mitte des Oberarmes, sondern erst hoch oben in der Axilla in die Vena brachialis mündet, besser gesagt, sich mit der Vena brachialis zur Vena axillaris vereinigt. Auf das Vorhandensein dieser Vene ist zu achten, erstens wegen der Verletzung derselben, zweitens wegen der Verwechslung mit der viel tiefer gelegenen Vena brachialis und der daraus folgenden Desorientierung des Operateurs.

Entsprechend dem Sulcus bicipitalis wird die Faszie bei abduzierter Extremität in Form eines stumpfen, längs verlaufenden Grates durch den *Nervus medianus* vorgewölbt, dem sich ulnar der *Nervus ulnaris* ein Stück weit anschließt, um sich weiter distal gegen das Septum intermusculare mediale zu wenden, welches er perforiert. Schneidet man die Faszie, welche an dieser Stelle transversal gebündelt ist, ein, so erscheint der Nervus medianus. Die

Scheide des Musculus coracobrachialis bleibt dabei vollkommen erhalten. Vom Nerven gedeckt, verläuft die Arterie meist von zwei Begleitvenen, die untereinander durch Queranastomosen verbunden sind, flankiert, distalwärts.

Die chirurgische Aufsuchung der Arterie gestaltet sich folgendermaßen. Der Längsschnitt wird auf dem Wulst des Musculus coracobrachialis knapp neben dem tastbaren Nervengefäßbündel geführt. Durch diese Anlegung des Schnittes vermeidet man eine Kollision mit der Vena basilica. Nach Durchtrennung der Fascia superficialis (vgl. Abb. 19) erscheint die Faszie des Musculus coracobrachialis, welche geschlitzt wird, so daß der Musculus coracobrachialis frei zutage liegt. Nimmt man nun den dem Gefäßnervenstrang zugewendeten Lappen der Faszie und schlägt ihn nach unten um, so entfernt man damit den Nervus medianus samt dem Nervus ulnaris aus dem Operationsfeld und gelangt hinter dem Nervus medianus direkt auf die Arteria und die begleitenden Venen, welche nur noch von dem Anteile der Gefäßscheide gedeckt sind, der von der Fascia coracobrachialis selbst beigestellt wird. Man sieht durch den dünnen Faszienanteil die Vorragung der Arterie, schlitzt die Hülle und gelangt auf die Arterie, ohne daß der Nervus medianus aus seinem natürlichen Zusammenhang gelöst werden müßte (vgl. Abb. 20).

Von den Varietäten, welche unter Umständen von Bedeutung sein können, seien die wichtigsten im folgenden erwähnt. Die Arteria brachialis spaltet sich manchmal in der Medianusgabel in die *Arteria brachialis profunda* und *superficialis*, welch letztere ventral vom Nervus medianus distalwärts zieht und sich direkt entweder in die Arteria radialis oder in die Arteria ulnaris fortsetzt, sog. hoher Ursprung der *Arteria radialis* oder *ulnaris*, während die eigentliche Arteria brachialis an normaler Stelle, allerdings in ihrem Volumen bedeutend eingeschränkt, distalwärts verläuft. Dieses Verhalten ist deshalb von Interesse, weil es jene Fälle erklärt, in welchen es peripher weiterblutet, obwohl die Arteria brachialis lege artis unterbunden wurde.

In manchen Fällen kommt es vor, daß die eben beschriebene Arteria brachialis superficialis die gesamte Versorgung der Extremität übernommen hat, so daß die eigentliche Arteria brachialis entweder vollkommen fehlt oder zu einem ganz kleinen Gefäße geworden ist, welches sich in die *Arteria collateralis radialis* fortsetzt und sich mit dem Nervus radialis in den Tricepsschlitz begibt.

IV. Vorlesung.

Operationen am Gefäßsystem.

Unterbindung der Arteria iliaca, femoralis und poplitea.

Bei Blutungen im Bereiche des Beckens und der unteren Extremität kann unter Umständen die Unterbindung der Arteria iliaca communis oder eines ihrer beiden Hauptäste erforderlich sein. Dabei kämen jene Indikationen in Frage, welche schon bei der Besprechung der Momburgschen Blutleere angeführt wurden, also vor allem profuse Blutungen aus den Eingeweideästen der Art. hypogastrica, hauptsächlich der Arteria uterina, ferner aus den Arterien des Gesäßes bei Verletzungen oder bei Aneurysmen, schließlich Blutungen aus dem Anfangsteil der Arteria femoralis. Es ist daher wohl notwendig, in Kürze die Topographie und den chirurgischen Weg für die **Unterbindung der Art. iliaca communis** auseinanderzusetzen.

Die Aorta teilt sich im allgemeinen in der Höhe des vierten Lumbalwirbels in die beiden Arteriae iliacae communes. Für die chirurgische Freilegung sind Details über den Teilungswinkel sowie über die differente Länge der beiden gemeinsamen Iliacae irrelevant, weshalb darauf nicht näher eingegangen werden soll. Die *Arteria iliaca communis* zieht von ihrer Ursprungsstelle schief nach außen und unten und erreicht am medialen Rande des Musculus iliopsoas die Linea terminalis beiläufig an der Stelle, an welcher sich die Articulatio sacroiliaca befindet, um sich hier mehr minder spitzwinkelig in ihre beiden Endäste, die *Arteria hypogastrica* und die *Arteria iliaca externa* zu teilen. Während erstere sofort beckenwärts zieht, gelangt letztere zusammen mit der zunächst kaudal, später mehr medial gelegenen Vene längs des Musculus iliopsoas zu dem Ligamentum *Pouparti*, um daselbst in die Lacuna vasorum einzutreten. An der Aufteilungsstelle der Arteria iliaca communis kreuzt der Ureter die Gefäße, ihnen ventral eng aufliegend. Etwas weiter distal wird die Arteria iliaca externa bei der Frau von den *Vasa ovarica* ventralwärts gekreuzt, welche hier über die Linea terminalis beckenwärts verlaufen. Beim Manne tritt diese Kreuzung nicht ein, da die Vasa spermatica mit der Arteria iliaca externa schwach konvergent, lateral von ihr zum Annulus inguinalis internus gelangen. Die gesamten bisher beschriebenen Gebilde liegen retroperitonaeal. Das Peritonaeum ist in der ganzen Region nur durch eine äußerst locker gewebte Subserosa an die Unterlage fixiert. Dieses Verhalten des Peritonaeums zu den Gefäßen macht es auch möglich, dieselben retroperitonaeal, also ohne Eröffnung des peritonaealen Cavums freizulegen.

Die chirurgische Freilegung gestaltet sich im allgemeinen folgendermaßen: Es empfiehlt sich, von vorneherein einen längeren Schnitt zu machen, da man nur so die Arteria iliaca communis und die Anfänge ihrer beiden Hauptäste bequem überblicken kann. Der Schnitt durch die Bauchdecken verläuft beiläufig in der Mitte der Distanz zwischen Tuberculum pubicum und Spina iliaca anterior superior beginnend, zwei Querfinger breit oberhalb des Leistenbandes

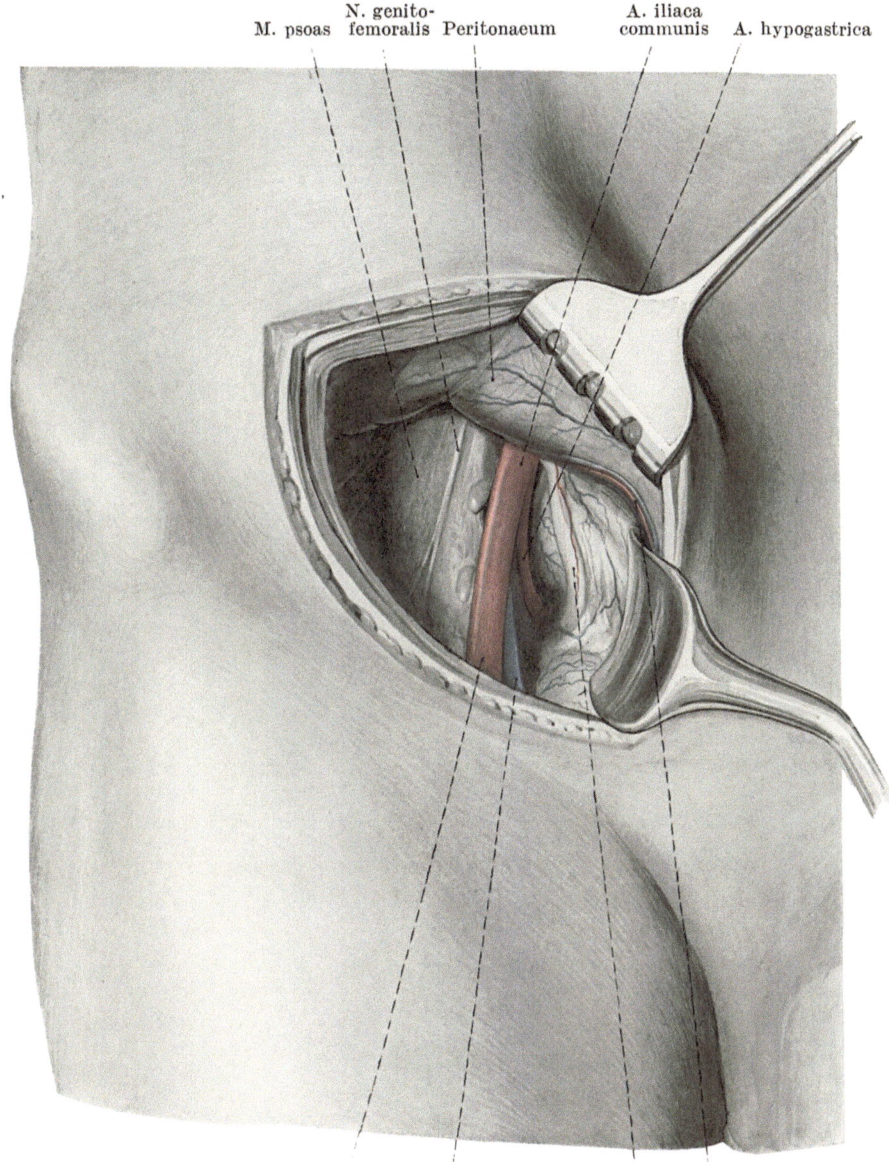

Abb. 21. Retroperitonaeale Freilegung der A. iliaca communis. Chirurgischer Weg.

mit diesem parallel nach außen und oben, um hier im Bogen noch ein Stück weit nach oben abzubiegen. Nach der Durchtrennung der Haut und der Muskulatur erscheint das Peritonaeum, welches stumpf von der Faszie des Musculus iliopsoas abgelöst und nach oben und innen gedrängt wird (vgl. Abb. 21). Man sieht zunächst die an dieser Peritonaealwand festhaftenden Vasa spermatica, welche bei dem Zurückdrängen des Peritonaeums mit diesem verlagert werden, während an der Hinterwand der eben beschriebenen Wunde, durch die Faszie des Musculus

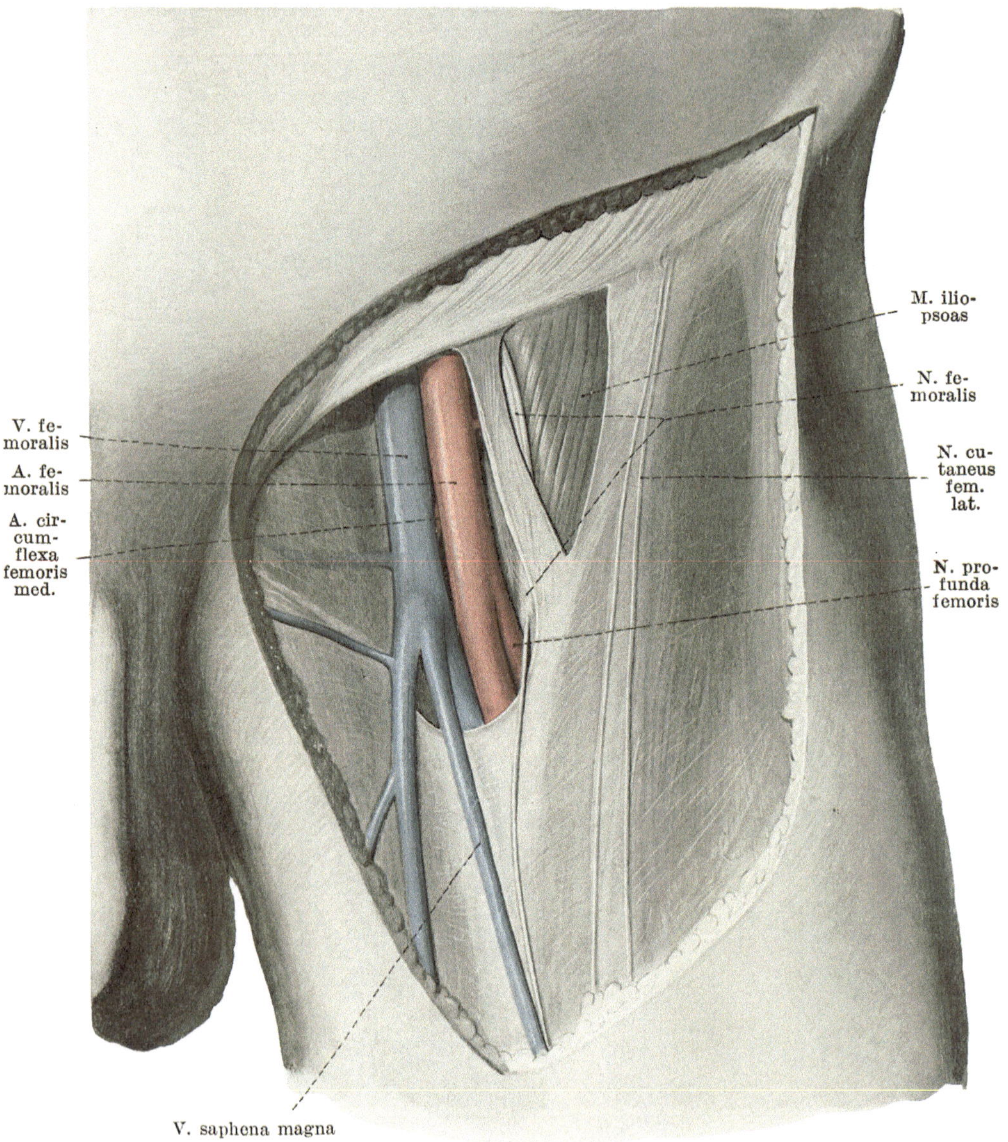

Abb. 22. Freilegung der A. femoralis im Trigonum Scarpae. Topographie der Region.

iliopsoas hindurchschimmernd, der Nervus genitofemoralis erscheint. Drängt man das Peritonaeum noch weiter medialwärts ab, so sieht man die Arteria iliaca externa samt den daselbst gelegenen Lymphoglandulae iliacae externae.

Schiebt man nun das Peritonaeum noch weiter kranialwärts ab, so erscheint an dem abgehobenen Peritonaeum fixiert der **Ureter**, welcher immer bei dieser Abhebung des Peritonaeums, mit diesem verschoben, an der vorderen Fläche

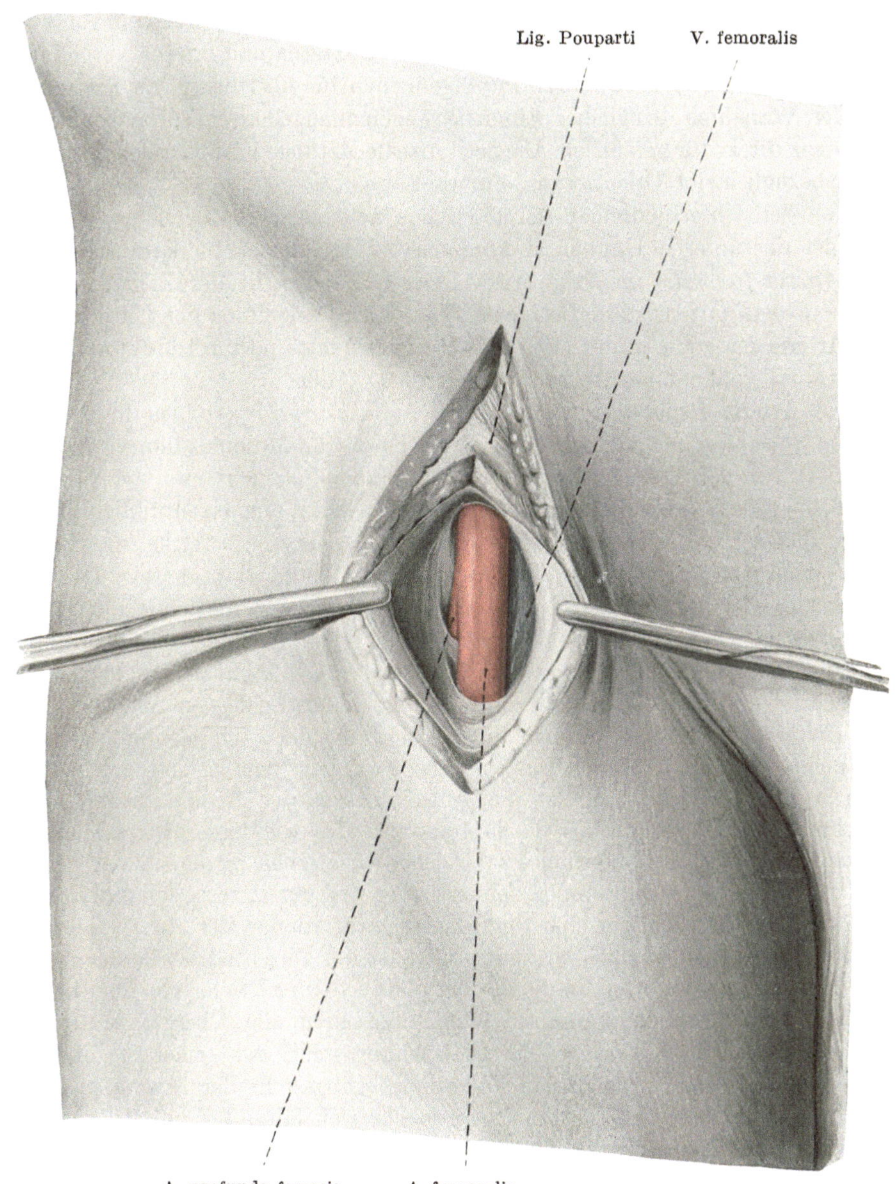

Abb. 23. Freilegung der A. femoralis im Trigonum Scarpae. Chirurgischer Weg.

der tiefen Wunde sichtbar wird, während an der hinteren Fläche in Fortsetzung der Arteria iliaca externa die Arteria iliaca communis erscheint. Beckenwärts sieht man den Anfangsteil der Arteria hypogastrica. Es gelingt leicht, sowohl die Arteria iliaca communis als auch ihre direkte Fortsetzung, die **Iliaca externa** sowie die **Arteria hypogastrica,** von den anliegenden gleichnamigen Venen zu isolieren und zu unterbinden.

Die eben dargestellte Aufsuchung der Iliaca communis oder ihrer beiden Äste geschieht, wie schon erwähnt, unter vollkommener Schonung des Peritonaeums. Man kann natürlich auch durch Laparotomie die Unterbindung sowohl der Iliaca communis als auch der Iliaca externa und interna vornehmen. Doch halte ich dieses Verfahren im allgemeinen für überflüssig, im besonderen bei der Vornahme dringlicher Eingriffe wegen mangelhafter Vorbereitung und Assistenz direkt für gefährlich. Die peritonaeale Methode ist weder zeitsparender, noch bezüglich der Orientierung einfacher.

Von den Unterbindungen bei arteriellen Blutungen im Bereiche des freien Anteiles der unteren Extremität kommen bei dringlicher Indikation nur jene der *Arteria femoralis* im Trigonum Scarpae sowie die der *Arteria poplitea* in der Fossa poplitea in Betracht. Von einer Darstellung der Unterbindung der Arteria femoralis in der Mitte des Oberschenkels und im Adduktorenschlitz kann wohl vollkommen Abstand genommen werden.

Die **Arteria femoralis** gelangt durch die Lacuna vasorum in das Trigonum Scarpae, eng angeschlossen an die Faszie des Musculus iliopsoas, medial flankiert von der Vena femoralis. Beide Gefäße sind nicht nur von der oberflächlichen Faszie gedeckt, sondern außerdem noch in eine eigentümlich modifizierte Fortsetzung der Vagina vasorum eingeschlossen, welche die Gefäße distal vom Durchtritt unter dem Ligamentum Pouparti begleitet. Das Verhalten der Gefäßscheide zur Nachbarschaft soll bei der Anatomie der Hernia femoralis genauer beschrieben werden. Hier mag es genügen, anzuführen, daß die Arterie wie überall mit der umgebenden Gefäßscheide nur locker verbunden ist und daß daher die Eröffnung der Gefäßscheide den Arterienstamm mühelos zutage fördert. Auch die Verbindung der Arterie mit der Vene ist nicht fest, da lockeres Bindegewebe zwischen den beiden gelegen ist. Von besonderer Bedeutung ist die Aufteilungsart der Arterie insoferne, als die für die Herstellung eines Kollateralkreislaufes wichtigen *Arteriae circumflexae* bezüglich ihres Ursprunges zahlreiche Variationen zeigen, indem sie entweder aus der Arteria profunda femoris oder aus der Arteria femoralis selbst stammen. Noch wichtiger sind die Ursprungsvariationen der *Arteria profunda femoris.* Diese geht nämlich entweder oberhalb der Durchtrittsstelle der Arterie durch die Lacuna vasorum, in dieser oder aber bedeutend tiefer von dem Hauptstamme ab. Zwischen diesen Extremen existieren alle Übergänge. In den ersten beiden Fällen sind an der Aufsuchungsstelle zwei mächtige Arterien vorhanden, während in letzterem Falle die Abgangsstelle der Arteria profunda nicht mehr ohne weiteres in den Operationsbereich fällt. Ich halte die genaue Beachtung des Ursprungs der Arteria profunda femoris von seiten des Operateurs für besonders wichtig, da die Wahrscheinlichkeit der Ernährung der unteren Extremität natürlich größer ist, wenn die Profunda femoris von der Ligatur nicht betroffen wird. Wenn möglich sollte daher immer peripher vom Abgang der Arteria profunda femoris ligiert werden.

Die für die Operation in Betracht kommenden topographischen Verhältnisse sind kurz folgende (vgl. Abb. 22). Die Arterie liegt beiläufig in der Mitte der Distanz zwischen Spina iliaca anterior superior und Tuberculum pubicum. Unter der Haut befinden sich an dieser Stelle einzelne Lymphknoten, welche dem Lymphdrüsenzug angehören, der parallel mit dem Ligamentum Pouparti verläuft. Unter diesen befindet sich angeschlossen an das Ligamentum Pouparti der obere Zügel der Fascia lata, das Crus superius der Fovea ovalis. Distal davon erscheint jener lockere Bindegewebsapparat, welcher als Fascia cribrosa bezeichnet wird. Durchsetzt man ihn, so gelangt man an die in der Gefäßscheide gelegene Arterie.

Die chirurgische Aufsuchung der Arterie gestaltet sich folgendermaßen. Der Schnitt wird vertikal in der Mitte zwischen Spina iliaca anterior superior und Tuberculum pubicum geführt und reicht über das Ligamentum Pouparti hinauf. Nach Durchsetzung der oberflächlichen Schicht sieht man den scharfen Rand des Ligamentum Pouparti und den an ihn angeschlossenen Anteil der Fascia lata. Unmittelbar unter dem Ligamentum Pouparti wird die Fascia lata durchtrennt, ebenso die Fascia cribrosa. Ist man dabei zu weit lateralwärts geraten, so kommt das Muskelfleisch des Musculus iliopsoas zum Vorschein. Man kann daraus entnehmen, daß die Arterie weiter medial zu suchen ist. Die Gefäßscheide wird nun eingeschnitten und die Arterie frei präpariert, bis man den Abgang der Arteria profunda deutlich sieht (vgl. Abb. 23). Dies geschieht am einfachsten, indem man die Arterie ein wenig aufhebt, eventuell medialwärts verschiebt. Beim Freimachen der Arterie ist auf die ihr medial eng anliegende Vene besonders zu achten. Es empfiehlt sich hierbei, das Hüftgelenk nicht allzu sehr zu überstrecken, um bei eventueller Verletzung der Vene nicht eine Luftembolie zu produzieren.

Die **Unterbindung** der **Arteria poplitea** geschieht in jenem Raume, der als Fossa poplitea bezeichnet wird. Diese rhombische Grube ist in ihrem oberen Anteil medial durch die Musculi semitendinosus und semimembranosus, lateral durch den Musculus biceps, in ihrem unteren kürzeren Anteil durch die beiden Köpfe des Musculus gastrocnemius begrenzt (vgl. Abb. 24). Die Gefäße gelangen nach der Passage des Adduktorenschlitzes und des Joubertschen Raumes derart in die Fossa poplitea, daß sie nicht an der oberen Spitze, sondern im Bereiche der medialen Wand die obere Hälfte der Kniekehle betreten. Erst weiter unten gelangen sie in die Längsachse der rhombischen Grube. Die Arterie samt der begleitenden Vene ist allseitig von dem Fettpolster der Kniekehle umhüllt. Die tiefer gelegene Arterie liegt der Gelenkkapsel im oberen Anteile derselben nicht auf, sondern erreicht dieselbe erst nahe der Insertion der Kapsel am Rande der Tibia. Der *Nervus ischiadicus* resp. seine beiden Aufteilungsprodukte, der *Nervus tibialis* und der *Nervus peronaeus*, betreten die Kniekehle ebenfalls nicht an der oberen Spitze, sondern etwas lateral davon, unter dem Musculus biceps hervorkommend. Während sich aber der Nervus peronaeus sofort noch weiter lateralwärts wendet, um zum Fibulaköpfchen zu gelangen, verläuft der Nervus tibialis mit den Gefäßen konvergent und erreicht die Gefäße deckend die untere Spitze der rhombischen Grube. Über den Musculus gastrocnemius verläuft die *Vena saphena parva* kranialwärts, um sich in der Kniekehle mit der Vena poplitea zu vereinigen. Bemerkt sei, daß im Bereiche der Fossa poplitea die Vene oberflächlich, die Arterie darunter gelegen ist, schließlich, daß Arterie und Vene gerade an dieser Stelle von einer dichten Gefäßscheide eingehüllt und miteinander innig verbunden sind. Hervorgehoben sei auch die besondere Wanddicke der Vene.

Die chirurgische Aufsuchung der Arteria poplitea geht folgendermaßen vor sich. Vertikalschnitt in der Achse der Fossa poplitea (vgl. Abb. 25). Unter der Haut liegt die starke, transversal gefaserte Fascia poplitea; nach

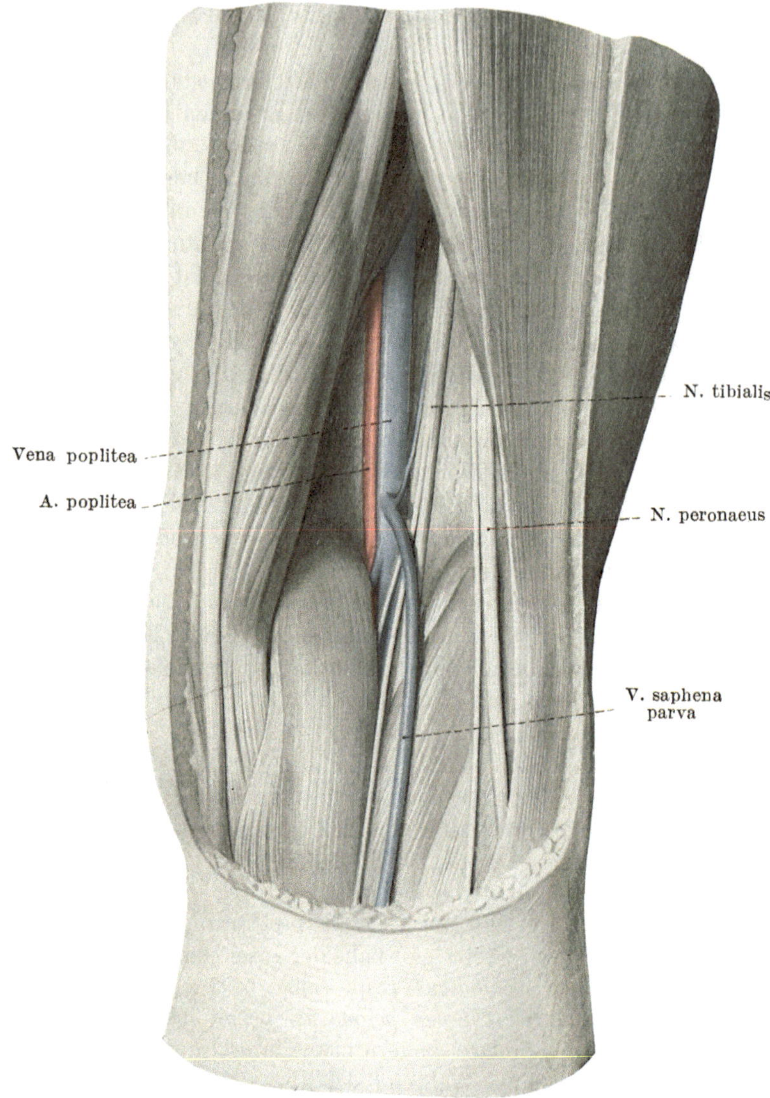

Abb. 24. Freilegung der A. poplitea.
Topographie der Fossa poplitea.

Durchschneidung derselben gelangt man in den darunter gelegenen Fettpolster und tastet leicht den Nervus tibialis. Es gelingt nun ohne Schwierigkeit, den Nervus tibialis zusammen mit dem Fett lateralwärts zu verziehen, so daß er bei der weiteren Präparation überhaupt nicht mehr ins Gesichtsfeld kommt. In der Tiefe der Kniekehle erscheint nun die dicht gewebte Gefäßscheide und in ihr oberflächlich die Vene, darunter und ein wenig medial vorragend die Arterie. Die Separation der beiden Gefäße erfordert besondere Vorsicht, da

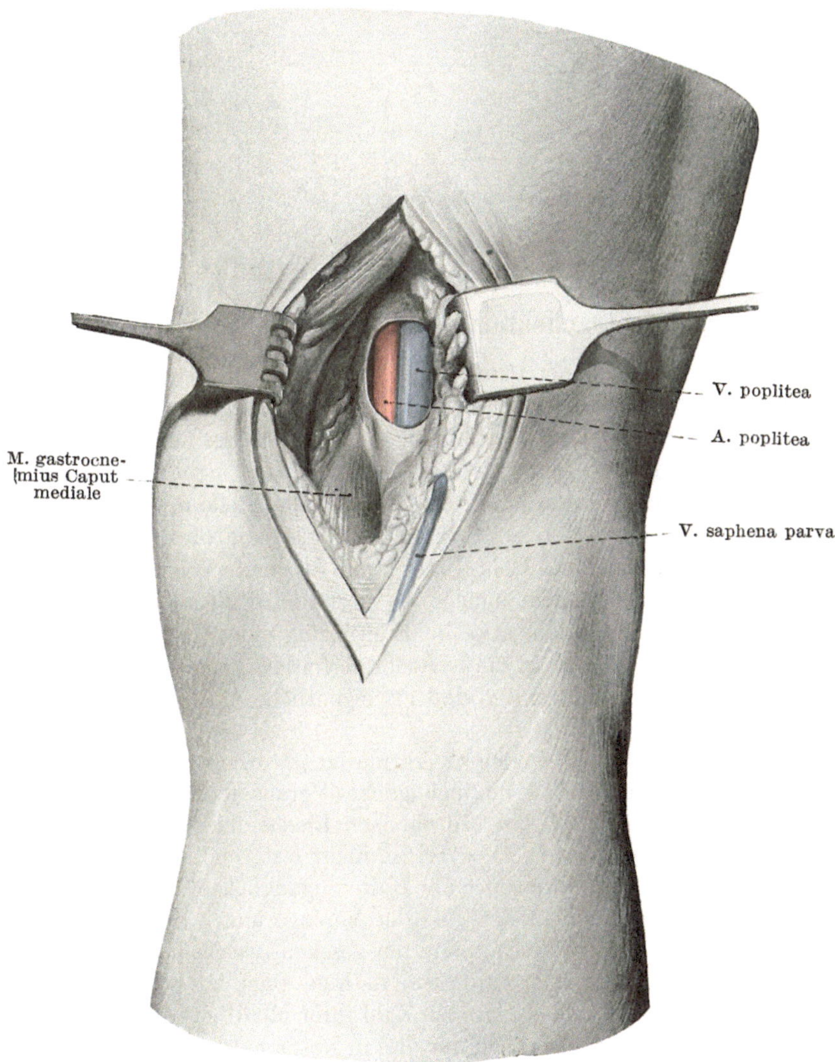

Abb. 25. Freilegung der A. poplitea.
Chirurgischer Weg.

diese, wie schon erwähnt, miteinander dicht verbunden sind. An der Aufsuchungsstelle mündet gewöhnlich die verschieden stark entwickelte Vena saphena parva.

V. Vorlesung.

Operationen am Respirationstrakt.

Die Coniotomie, Cricotracheotomie und die Tracheotomia inferior.

Meine Herren! Die Zahl der dringlichen Operationen, welche wir an den **Atmungsorganen** durchführen, erschöpft sich in jenen Eingriffen, welche zur Aufgabe haben, mehr minder plötzlich im Bereiche des Halses eintretende Obstruktionen der zuführenden Luftwege zu beseitigen. Dies geschieht dadurch, daß man die **Luftwege** lungenwärts von der obstruierten Stelle mit der Außenwelt in Kommunikation setzt oder dadurch, daß man die obstruierte Stelle selbst durch die Einführung eines Rohres erweitert. Das erste Verfahren können wir unter dem Namen der **Bronchotomien,** das zweite unter dem der **Intubation** zusammenfassen. Die Intubation, also die Einführung eines Tubus durch die Mundhöhle und den Schlund bis in die Luftröhre erfordert keine weiteren topographischen Auseinandersetzungen, so daß als eigentliche Operationsverfahren nur die Bronchotomien bleiben.

Bei der Wahl der vorzunehmenden Operation ist natürlich die Feststellung des Sitzes des Hindernisses eine unumgängliche Voraussetzung. Hüten Sie sich vor allem davor, auf Grund der bedrohlichen Erscheinungen der Dyspnoe allein eine Bronchotomie zu machen, bevor Sie nicht festgestellt haben, daß es sich tatsächlich um die Obstruktion der am Halse zugänglichen Teile der Luftwege handelt und bevor Sie nicht den Sitz der Verengerungen kennen. Meine Herren, ich habe schon einen Tracheotomierten gesehen, welchem die Tracheotomie während eines Anfalles von kardialem Asthma zugefügt wurde.

Von den Bronchotomien und der großen Zahl ihrer Modifikationen kommen als unmittelbar lebensrettend eigentlich nur drei in Betracht, die Operation nach Vicq d'Azyr oder die Coniotomie, die Boyersche Operation oder die Cricotracheotomie und die Tracheotomia inferior nach Fabricius ab Aquapendente. Die Indikationsstellung für jede einzelne dieser Operationen hängt enge zusammen mit der Höhe, in welcher das Bronchialrohr eröffnet werden soll, weiters mit der raschen Durchführbarkeit, also der leichteren Zugänglichkeit des Rohres zum Zwecke der Eröffnung.

In Abb. 28 ist das bronchiale Rohr vom Os hyoides an auf die Haut projiziert; ebenso sind die Schnittführung sowie die Eröffnungsstellen des Rohres bei den typischen Formen der Bronchotomie angegeben. Am Sagittalschnitt (Abb. 26) wird es klar, daß die Coniotomie das Bronchialrohr unmittelbar unterhalb der Stimmbänder, die Cricotracheotomie etwas darunter und die Tracheotomia inferior knapp oberhalb der Brustapertur eröffnet. Die topographischen Verhältnisse der Stellen, an welchen die Operationen vorgenommen werden, bringen es mit sich, daß die Coniotomie die wenigsten, die Tracheotomia inferior die meisten topographischen Komplikationen besitzt. Die Einschaltung der Glandula thyreoidea und die Divergenz zwischen der vorderen Wand des Bronchialrohres und der Haut nach abwärts, haben zur Folge, daß die Wunde um so tiefer sein muß, je weiter kaudal wir die Bronchotomie vornehmen. Schon

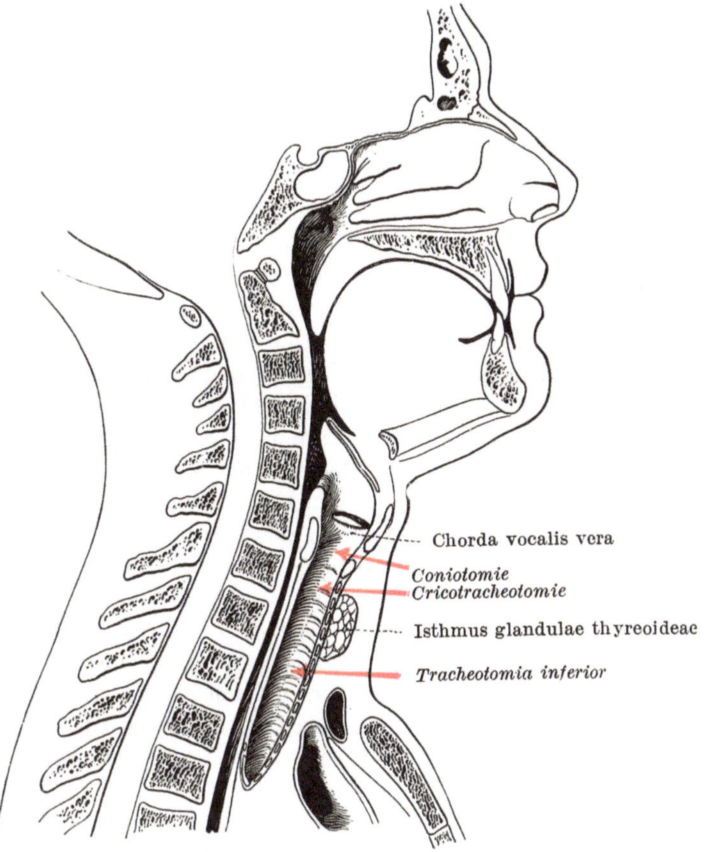

Abb. 26. Schematisierter Medianschnitt durch den Hals. Die Pfeile zeigen die Stellen, an welchen man bei der betreffenden Operation das Bronchialrohr eröffnet.

diese Umstände machen es begreiflich, daß die Tracheotomia inferior den größten Aufwand an operativen Hilfsmitteln, Assistenz usw., erfordert, während die Coniotomie, an einer Stelle vorgenommen, an welcher die Wand des Bronchialrohres fast unmittelbar unter der Haut gelegen ist, dieser Hilfsmittel am meisten entraten kann.

Die **Coniotomie** wurde schon vor zirka 150 Jahren von Vicq d'Azyr angegeben, von den Chirurgen der Folgezeit aber vernachlässigt oder verworfen. Erst in der letzten Zeit wurde sie wieder bekannt, verwendet und, dem Zuge unserer Zeit entsprechend, durch ein besonders konstruiertes Instrumentar vervollkommnet. Es darf nicht verhehlt werden, daß das Indikationsgebiet für diese Operation ein sehr eingeschränktes ist, es muß aber betont werden, daß bei richtiger Indikationsstellung diese Operation zu den unmittelbar lebensrettenden gehört. Dieser Umstand sowie die leichte Ausführbarkeit derselben hat mich seit vielen Jahren bestimmt, diese Operation in den verschiedenen Vorlesungen zu propagieren. Die Coniotomie ist jene Bronchotomie, welche ohne Assistenz, ohne Instrumentar, mit Ausnahme eines Messers, und ohne den Besitz einer Kanüle oder deren Surrogat ausführbar ist. Die wichtigste Indikation stellt wohl das akute Glottisödem dar. Gerade bei diesem pflegt der Arzt in ultimis gerufen zu werden, zu einer Zeit, in welcher er nicht mehr Gelegenheit hat, sich mit Assistenz und Instrumenten zu versehen, sondern in welcher raschestes Handeln am Platze ist, soll das Leben des Patienten erhalten bleiben. Da das Glottisödem den Verschluß des bronchialen Rohres oberhalb der Stimmbänder herbeiführt, so ist die unmittelbar unter den Stimmbändern vollführte Eröffnung des bronchialen Rohres lebensrettend. Ähnlich wäre auch die Indikationsstellung in jenen Fällen, in welchen sich ein Fremdkörper gerade oberhalb der Glottis festgekeilt hat.

Bevor wir an die Besprechung der chirurgischen Ausführung der Vicq d'Azyrschen Operation gehen, ist es notwendig, die Anatomie und die Topographie der Operationsstelle zu erörtern. Die vordere Wand des Kehlkopfes zwischen dem unteren Rand der Cartilago thyreoidea und dem oberen Rand der Cartilago cricoidea wird in der Mittellinie und den angrenzenden Partien durch den zwischen den beiden Musculi cricothyreoidei freiliegenden Anteil des *Ligamentum cricothyreoideum medium* oder *Ligamentum conicum* gebildet. Es handelt sich hier um den freiliegenden verstärkten Abschnitt des Conus elasticus laryngis. Die elastischen Fasern ziehen dabei, in der Längsrichtung verlaufend, von der Cartilago thyreoidea zur Cartilago cricoidea. Das Ligamentum conicum besteht fast nur aus elastischen Fasern. Durchschneidet man dieselben, wie selbstverständlich, transversal auf ihre Längsachse, so entsteht am Lebenden eine kreisrunde Öffnung als Beweis der hohen Retraktionsfähigkeit der Wundränder. Die Elastizität des Ligamentum conicum ist eine so große, daß sie auch noch in cadavere zu einer Zeit, in welcher die Hautelastizität fast vollkommen geschwunden ist, den linearen Transversalschnitt zu einer ovalären Wunde gestaltet. Es ist begreiflich, daß ein Längsschnitt durch das Ligamentum conicum keinesfalls genügen kann, der Luft hinlänglichen Zutritt zu gestatten. Darin liegt vielleicht eine der Ursachen dafür, daß diese Operation von einzelnen Chirurgen, welche das Ligament der Länge nach durchsetzten, verworfen wurde. Da die Schleimhaut an der Innenfläche mit dem Conus elasticus dicht verwebt ist, kann die Durchschneidung des Ligamentum conicum und der Schleimhaut nur in einem Zuge geschehen und die Schleimhautwunde muß ebenso groß sein wie die Öffnung im Ligament.

Der zwischen beiden Musculi cricothyreoidei gelegene Abschnitt des Ligamentum conicum ist beiläufig dreieckig, die Basis des Dreieckes sieht nach aufwärts, die stumpfe Spitze befindet sich an der Cartilago cricoidea. Die Seitenränder des Dreieckes werden durch die medialen Ränder der eben genannten Muskeln dargestellt. Die Höhe des Ligaments beträgt am Erwachsenen zirka 1 cm, die Breite ca. $1^1/_2$ cm.

Die Topographie des Ligaments ergibt folgende Eigentümlichkeiten. Unter der Haut und unter der Fascia superficialis befindet sich am Ligamentum conicum lockeres Bindegewebe. Die Musculi sternothyreoidei, welche tiefer unten mit ihren medialen Rändern aneinanderliegen, divergieren kranialwärts immer mehr und mehr und lassen, indem sie in der Höhe des Ligamentum

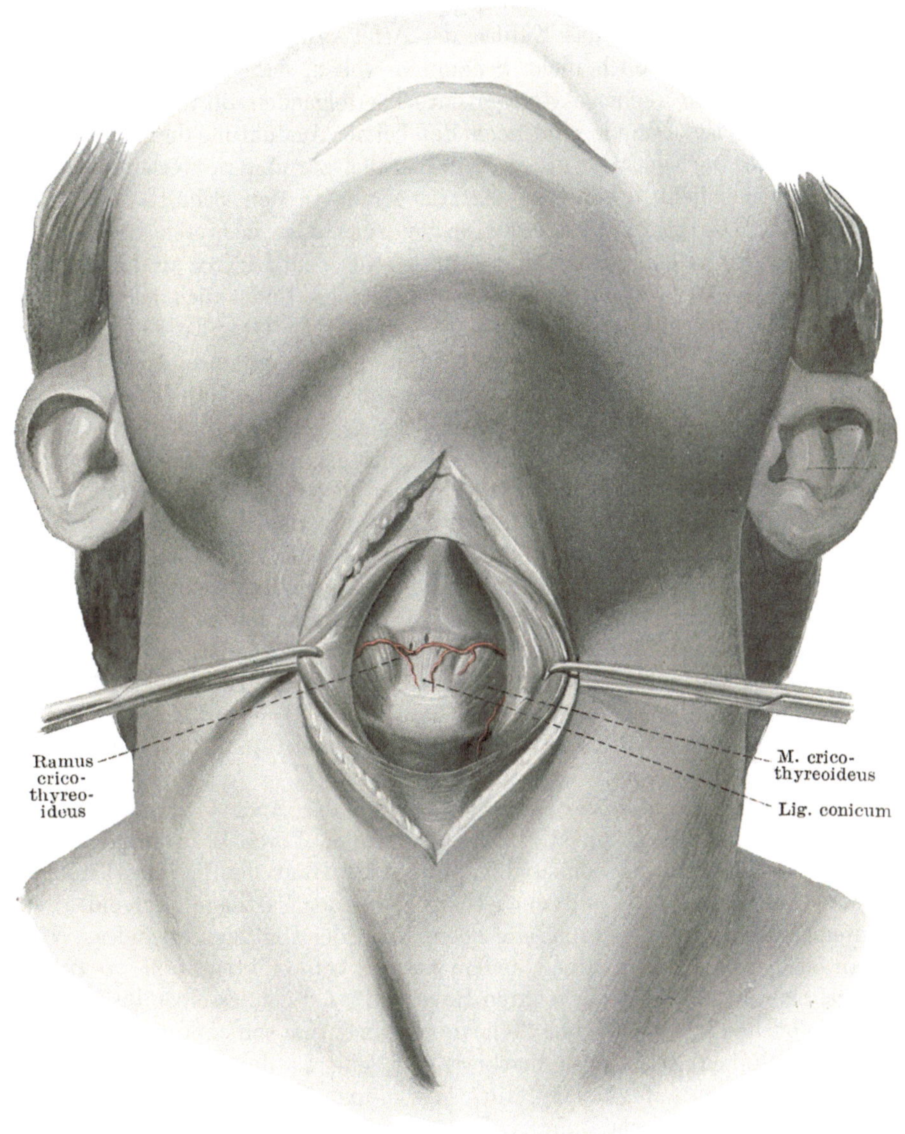

Abb. 27. Topographie der Coniotomie.

conicum bereits an die Seite des Kehlkopfes treten, die vordere Fläche desselben vollkommen frei. Daraus ergibt sich die oberflächliche Lage des Ligamentum conicum. In dem lockeren Bindegewebe verläuft eine Anastomose zwischen dem rechten und linken *Ramus cricothyreoideus* der *Arteria thyreoidea superior*, welcher wohl fast immer vorhanden, nur in seltenen Fällen eine nennenswerte Größe besitzt. Wenn sich bei einzelnen Autoren die Angabe findet, daß die Coniotomie wegen der auftretenden Blutung als eine gefährliche Operation zu verwerfen ist, so muß ich dem ganz entschieden widersprechen, schon aus dem Grunde, weil auch in jenen Fällen, in welchen die Arterie stark entwickelt ist, sie kaum das Kaliber der Arteria digitalis propria eines Kindes erreicht. Man wird doch nicht behaupten wollen, daß eine Operation wegen einer aus einer so kleinen Arterie eventuell erfolgenden Blutung als gefährlich zu bezeichnen ist. Dazu kommt noch, daß bei der Ausführung der Vicq d'Azyrschen Operation lege artis der Schnitt parallel zur Arterie verläuft, demnach die Wahrscheinlichkeit, daß die Arterie gerade in den Schnitt kommt, eine geringe ist. Das Ligament selbst wird von einer oder mehreren kleinen Venen durchbrochen, welche einen Teil des Blutes aus dem Larynx an die Oberfläche abführen. Außer den eben angeführten Gefäßen findet sich in dem Bindegewebe vor dem Ligament der *Lobus pyramidalis* der Glandula thyreoidea, welcher in vielen Fällen vollkommen bindegewebig ist, in einzelnen Fällen kleine parenchymatöse Reste von Schilddrüsengewebe enthält. Man hat sie mit Unrecht als akzessorische Schilddrüsen bezeichnet. Auch auf diese platten, linsen- bis bohnengroßen Gebilde ist bei der Ausführung der Coniotomie keine Rücksicht zu nehmen. Die Schichten, welche man demnach bei der Coniotomie zu durchsetzen hat, sind folgende: Haut, Faszie mit dem lockeren Bindegewebe, Ligamentum cricothyreoideum und Schleimhaut. Es ist klar, daß es leicht gelingt, diese Schichten mit einem Ruck zu durchsetzen, und somit begreiflich, daß diese Operation zu den einfachsten und raschesten unter allen dringlichen Operationen gehört. Durch die Retraktion der Wundränder, sowohl der Haut als auch des Ligamentum conicum, weiters durch den Umstand, daß die das Operationsverfahren auslösenden Ursachen, Glottisödem und Fremdkörper, nur passagerer Natur sind, erübrigt sich das Anlegen einer Kanüle oder eines Ersatzes einer solchen von selbst.

Die Einfachheit des Verfahrens erfordert daher auch kein besonderes Instrumentar. Ich pflege im allgemeinen folgenden Vorgang zu empfehlen: Die Stelle des Ligamentum conicum ist durch die Haut deutlich tastbar. Seine obere Grenze bildet der untere tastbare Rand der Cartilago thyreoidea, seine untere Grenze der ebenso fühlbare obere Rand der Cartilago cricoidea. Nimmt man ein gewöhnliches Skalpell, indem man es beim Blatt anfaßt, so zwischen Zeigefinger und Daumen der rechten Hand, daß ca. 1 cm desselben bis zur Spitze frei bleibt, und sticht es an der Stelle des Ligamentum conicum, welche man sich mit dem linken Zeigefinger markiert hat, ein, so durchschneidet, richtiger durchsticht man auf einmal Haut, Faszie und Kehlkopfwand und eröffnet demnach das bronchiale Rohr.

Meine Herren! Zur Ausführung der Coniotomie gehören drei Dinge: Ein Federmesser, Courage und anatomische Kenntnisse. Wenn einmal letztere so häufig zu finden sein werden wie ersteres, dann wird die Operation jene Würdigung erfahren, die ihr eigentlich gebührt.

Anschließend an die eben angeführte Vicq d'Azyrsche Operation wollen wir als nächste Bronchotomie die Boyersche Operation oder die **Cricotracheotomie** besprechen. Ihr Indikationsgebiet deckt sich beiläufig mit jenem der Coniotomie, ihre Ausführung ist ebenfalls eine sehr einfache, ihre Topographie eine solche, daß sie kaum zu Komplikationen Veranlassung geben kann. Bei der Boyerschen Operation werden die Cartilago cricoidea und die anschließenden obersten Knorpelringe der Trachea median gespalten und so das bronchiale Rohr an der Übergangsstelle zwischen Larynx und Trachea eröffnet. Die Stelle des Eingriffs ist äußerlich charakterisiert durch die Vorragung des vorderen Halbringes der Cartilago cricoidea. Unter der Haut findet sich die *Fascia colli superficialis*, unter dieser die Muskelfaszie als ein dünnes Bindegewebslager, welches die an dieser Stelle distanten Musculi sternohyoidei und sternothyreoidei verbindet. Nach der Durchtrennung dieser Faszie gelangt man auf lockeres *prätracheales Bindegewebe.* Die darauffolgende Schichte ist bereits die Trachealwand selbst. Größere Gefäße, welche so weit zur Medianlinie heranreichen, daß sie gefährdet werden können, existieren eigentlich nicht, vor allem dann nicht, wenn man den Schnitt nicht zu weit nach abwärts führt, so daß die am oberen Rande des Isthmus glandulae thyreoideae verlaufenden Gefäße nicht mehr ins Operationsfeld gelangen.

Die chirurgische Durchführung der Operation gestaltet sich demnach sehr einfach. Nach Durchtrennung der Haut kommen die medialen Ränder der Musculi sternohyoidei und sternothyreoidei mit dem zwischen ihnen gelegenen oberen Anteile der Linea alba colli zum Vorschein. Die Durchtrennung der Faszie und des prätrachealen Bindegewebes führt unmittelbar an den Ringknorpel und die anschließenden Trachealringe. Die einzige Komplikation, welche sich unter Umständen bemerkbar machen könnte, kann durch die mächtige Entwickelung des *Lobus pyramidalis* der Schilddrüse herbeigeführt werden. Ist dieser, beim Kind häufiger als beim Erwachsenen, als ein in der Medianlinie oder knapp neben derselben gelegener Parenchymstrang vorhanden, so empfiehlt es sich, ihn nach der einen oder anderen Seite zurückzuschieben, um dann nach der Durchtrennung der Faszie an die Trachea zu gelangen. Die Durchschneidung der Cartilago cricoidea wird vielfach aus praktischen Gründen abgelehnt. Es bleibt dann die Durchschneidung der oberen Trachealringe, ein Verfahren, welches als Tracheotomia superior bezeichnet wird.

Die klassische Bronchotomie ist die **Tracheotomia inferior** oder die Operation nach Fabricius ab Aquapendente. Der Umstand, daß bei dieser Operation die Trachea erst knapp oberhalb der Stelle, an welcher sie hinter dem Sternum im Thorax verschwindet, eröffnet wird, macht es begreiflich, daß das Indikationsgebiet dieser Operation am allerweitesten gestellt ist. Daher ist diese Operation bis auf den heutigen Tag die am häufigsten ausgeführte Bronchotomie.

Die topographische Betrachtung der Operationsstelle macht es zunächst erklärlich, daß entsprechend dem schiefen Verlauf des Kehlkopftrachealrohres von vorne oben nach hinten unten die Distanz der vorderen Trachealfläche von der Haut, welche sich an die vordere Thoraxfläche begibt, eine um so größere wird, je weiter unten wir die Trachea zu eröffnen trachten. Dementsprechend ist die Wunde bei der Tracheotomia inferior auch am tiefsten. Die Länge des uns zur Verfügung stehenden Stückes der Trachea zwischen unterem Rande des Isthmus der Schilddrüse und oberem Rande des Sternum wird abhängig sein 1. von der Ausdehnung der Thyreoidea nach unten und von der Höhe, bis zu welcher der obere Sternalrand halswärts reicht. Bei Vergrößerung des mittleren

Schilddrüsenlappens wird daher die Region von oben eingeengt, während sie bei Hochstand des Sternums von unten her verkürzt wird. Der Hochstand des Sternum ist ein Ausdruck der Horizontalstellung der oberen Thoraxapertur,

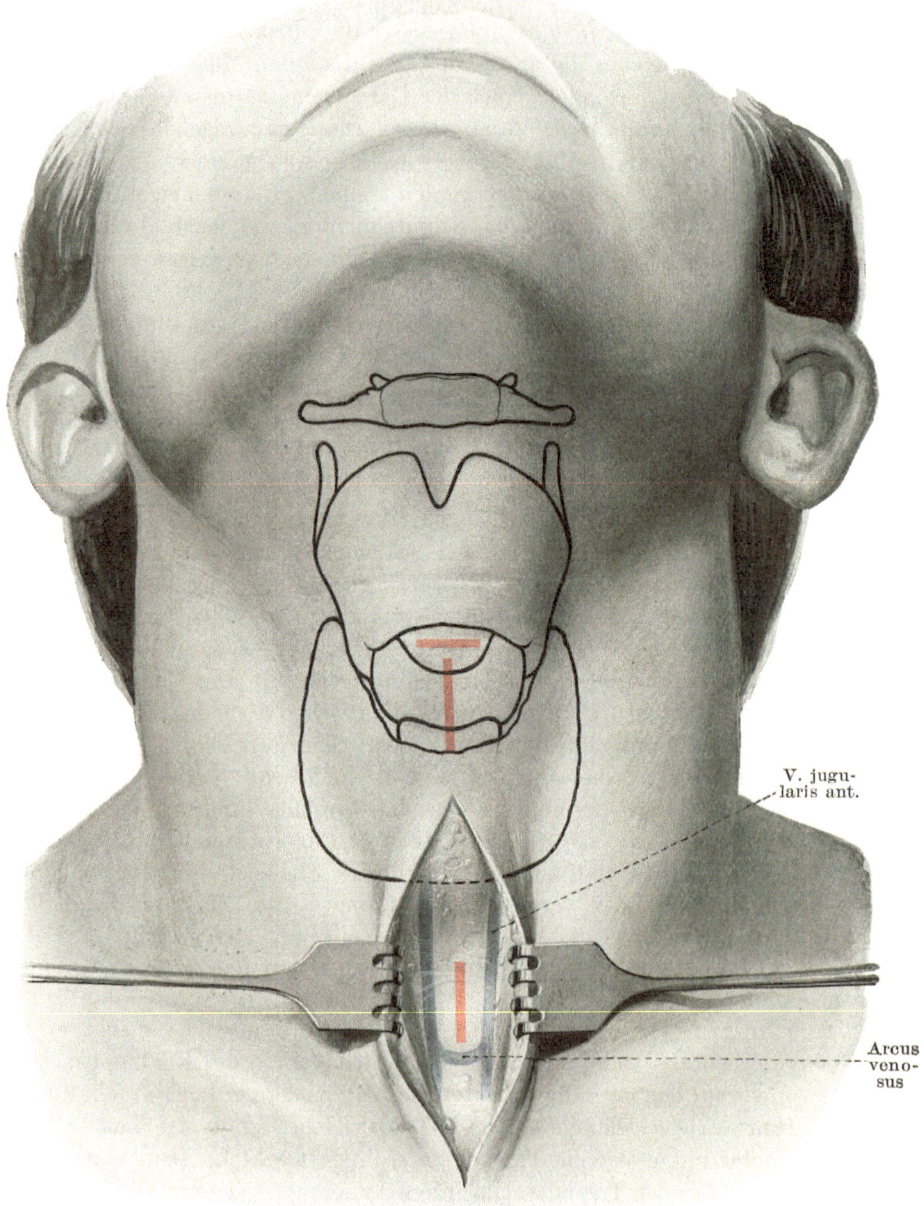

Abb. 28. Tracheotomia inferior. I. Schicht. Die Grenzen des Kehlkopfskelettes sind an die Oberfläche des überstreckten Halses projiziert. Die roten Linien zeigen Lage und Richtung des Schnittes bei den drei Bronchotomien an.

wie wir sie, dem Thorax inspiratorius des Kindes entsprechend, im Kindesalter regelmäßig finden. Gleichzeitig mit der Horizontalstellung der oberen

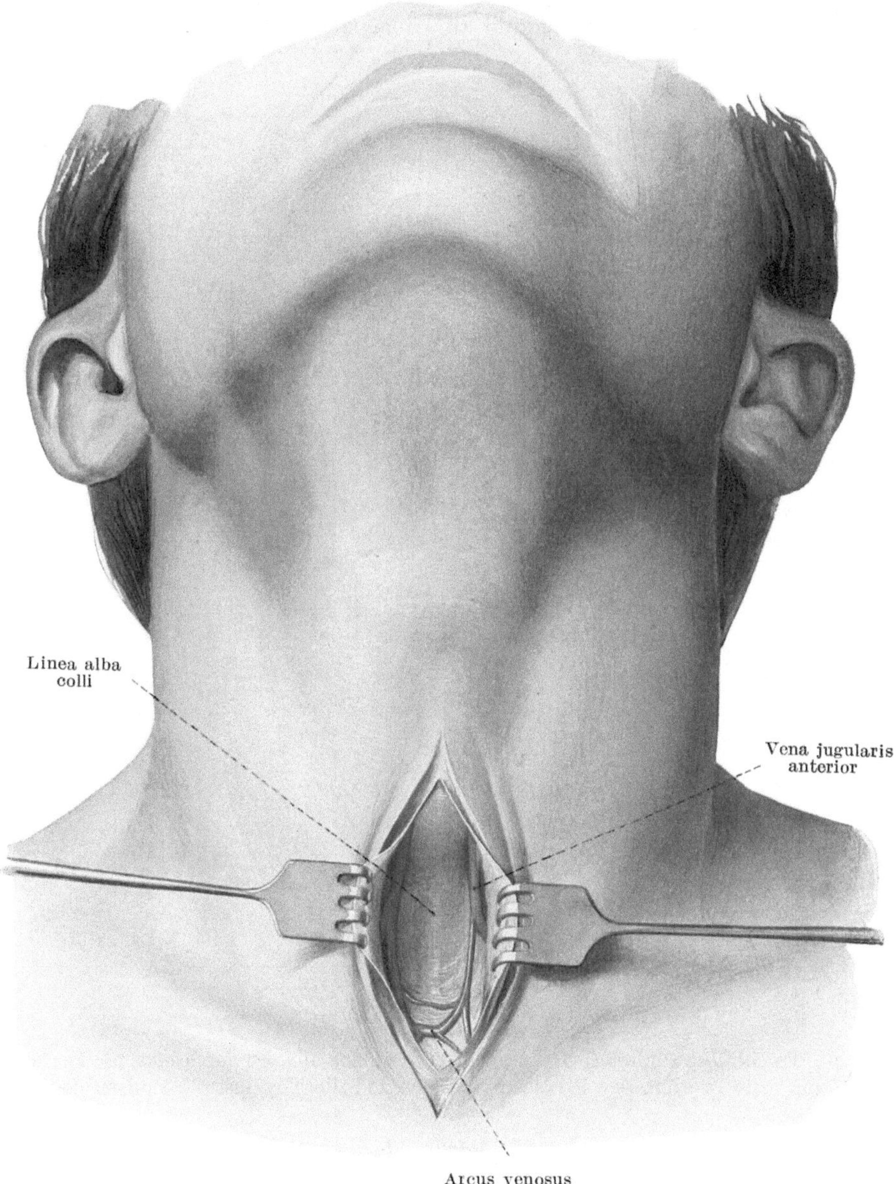

Abb. 29. Tracheotomia inferior. II. Schicht. Man sieht zwischen den beiden Mm. sternohyoidei die Linea alba colli.

Thoraxapertur wird auch die Distanz zwischen Haut und vorderer Wand der Trachea größer. Diese beiden Umstände machen es begreiflich, daß, abgesehen von der Kleinheit der ganzen Region, die Tracheotomia inferior beim Kinde durchschnittlich schwieriger auszuführen ist als am Erwachsenen. Aber auch am Erwachsenen sehen wir insoferne Variationen, als z. B. bei Personen mit Inspirationsstellung des Thorax, wie sie vor allem der Thorax emphysematicus zeigt, ähnliche Verhältnisse vorherrschen wie beim Kind, während umgekehrt beim sogenannten Thorax paralyticus, d. i. beim Thorax exspiratorius im pathologischen Sinne, der Operationsraum an Längenausdehnung gewinnt, an Tiefe

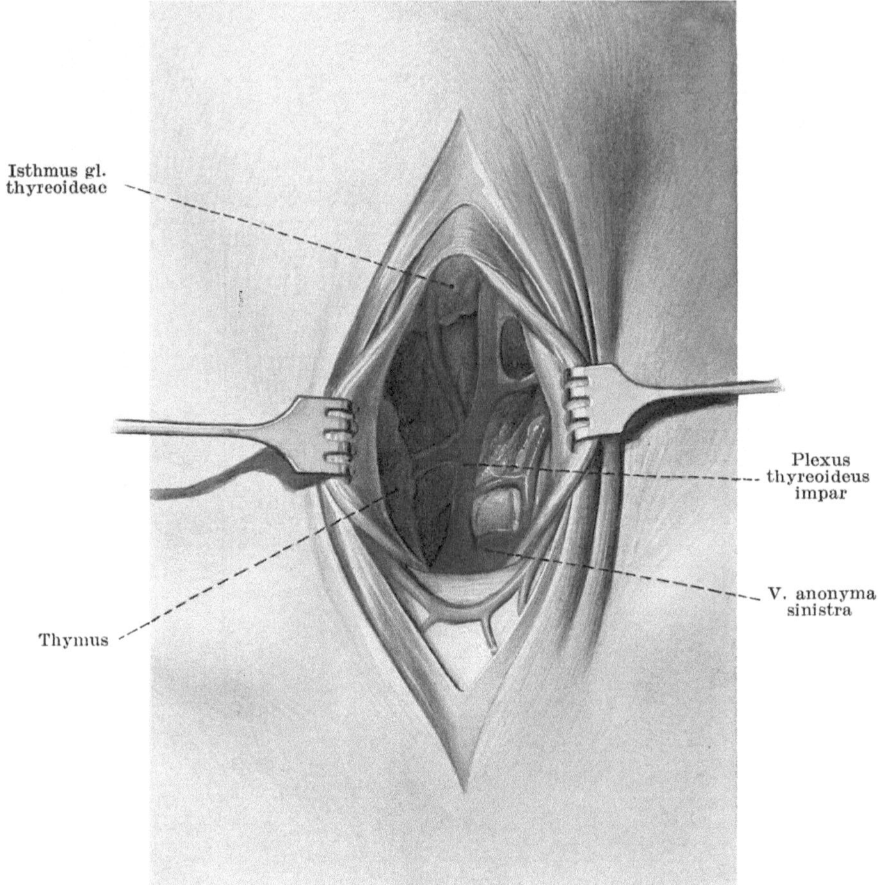

Abb. 30. Tracheotomia inferior. III. Schichte. Die Linea alba ist durchsetzt, die Muskeln sind zur Seite gezogen, der Plexus thyreoideus und die Thymusreste sind sichtbar.

verliert. Durch die Divergenz der Vorderfläche des Halses und der Trachea kommt es aber nicht nur zur Vertiefung des Operationsraumes, sondern auch zur Einschiebung einer Reihe von Schichten, welche die Schichtenfolge der Region vermehren und daher die Operation komplizieren.

Die obere Begrenzung des Operationsfeldes ist unter physiologischen Umständen durch die schwache Prominenz des Schilddrüsenmittellappens gebildet, die untere Begrenzung ist gegeben durch den unteren Rand der Fossa jugularis, deren Seitenränder bei Anspannung der beiden Sternocleidomastoidei scharf vorspringen. Unter der Haut liegt zunächst die *Fascia colli superficialis*, welche sich nach abwärts in die Fascia thoracalis superficialis, lateralwärts über die Sternocleidomastoidei verfolgen läßt. Die mediane Region, in welcher sich die Operation abspielt, kennzeichnet sich durch ihre weißlich-gelbliche Verfärbung, welche unten einen breiteren, oben einen schmäleren Streifen umfaßt. Zu beiden Seiten sieht man häufig die bisweilen asymmetrisch entwickelten *Venae jugulares anteriores* medial vom Wulst des Sternocleidomastoideus verlaufen (Abb. 28). Spaltet man die Fascia colli superficialis, so erscheint die vordere Faszie der Musculi detractores laryngis, in der Fossa jugularis selbst ein variabel entwickeltes Fettpolster, das *Corpus adiposum in jugulo.* Durch die Spaltung der oberflächlichen Faszie wird der schmale Faszienstreifen zwischen den medialen Rändern der beiden Musculi sternohyoidei und sternothyreoidei, die *Linea alba colli* deutlich sichtbar (Abb. 29). Es sei gleich hier bemerkt, daß diese Linea alba colli die Medianlinie anzeigt, also jene Stelle markiert, an welcher man weiter in die

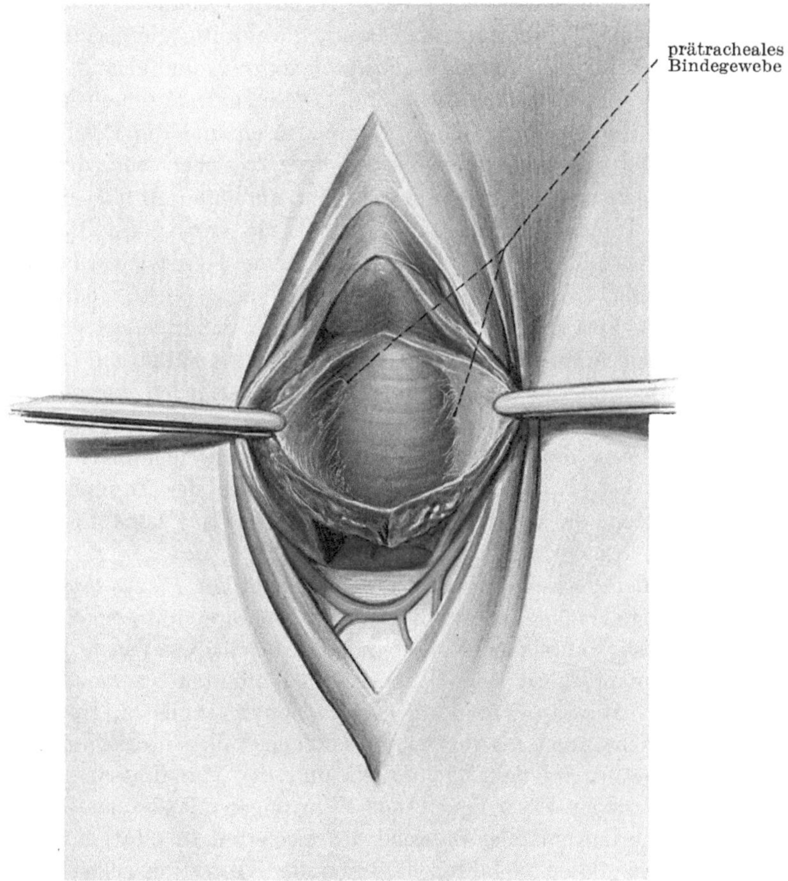

Abb. 31. Tracheotomia inferior. IV. Schichte. Das prätracheale Bindegewebe ist gespalten und zurückgeschoben. Die Trachea tritt rein zutage.

Tiefe zu gehen hat. In dem Fettkörper liegt meist ein Venenbogen, der die beiden vorderen Jugularvenen untereinander in Verbindung setzt und der variabeln Entwickelung derselben entsprechend, in verschiedenem Grade ausgebildet sein kann, *Arcus venosus in jugulo*. Er erreicht manchmal die Dicke eines Federkiels und darüber. Während die Muskelfaszie lateral von der Medianebene die hier verlaufenden Musculi sternohyoidei und sternothyreoidei einhüllt und sich dementsprechend in mehrere Blätter spaltet, sind diese Blätter in der Linea alba colli zu einem einheitlichen Faszienstreifen verbunden. Durchsetzt man dieses Faszienblatt, so eröffnet man damit gleichzeitig die gegen den Hals gerichtete Fortsetzung des *Cavum mediastinale anterius* und gelangt damit zu den Inhaltsstücken dieses Raumes (Abb. 30). Diese sind: Fett und locker gewebte Bestände von Bindegewebe, einige Lymphdrüsen und die Reste des Thymus sowie der *Plexus venosus thyreoideus impar*, welcher von der Schilddrüse kommend, gegen den Brustraum zieht. Im untersten Anteile dieses Raumes erscheint, die Trachea überquerend, die Arteria anonyma. Das Fett erfüllt die genannte Cavität von der hinteren Fläche der Fascia muscularis bis an das prätracheale Bindegewebe und umhüllt das Venengeflecht mehr minder vollständig. In das Fett sind die erwähnten Lymphdrüsen eingelagert. Zu beiden Seiten der Trachea, ebenfalls von Fett umhüllt und von ihm nur durch die mehr graue Färbung und die härtere Konsistenz unterschieden, liegen die eventuell vorhandenen Thymusreste. An kindlichen und jugendlichen Personen sind diese Thymusreste deutlich wahrnehmbar und bisweilen mächtig entwickelt. Jedenfalls ist bei etwas mächtigerer Entwickelung der Thymusreste auf dieselben zu achten, da sie immerhin einen Hinweis auf konstitutionelle Eigentümlichkeiten des Operierten geben können.

Entfernt man vorsichtig das Fett, so erscheint der *Plexus thyreoideus impar* als ein vor der Trachea gelegenes Geflecht mehrerer untereinander paralleler, oft spitzwinkelig miteinander verbundener mächtiger Venen. Diese Venen sind meist entsprechend der Dyspnoe des Patienten strotzend gefüllt. Sie ergießen sich hauptsächlich in die Vena anonyma sinistra, einzelne Stämme auch in die Vena anonyma dextra, in seltenen Fällen in die inneren Jugularvenen (Abb. 30). Bei der Mächtigkeit und der Mündungsart dieser Gefäße bringen Verletzungen dieser Venen starke Blutungen mit sich; hierzu kommt noch die Gefahr der Luftembolie, während der forcierten Inspiration des Patienten. Abgesehen von diesen Gefahren während der Operation selbst können diese Venen noch längere Zeit nach der Operation das Individuum gefährden, indem sie durch die Anlagerung des Kanülenblattes arrodiert, noch viele Tage nach der Operation zu Blutungen Anlaß geben können. Es empfiehlt sich daher, diese Venen, soweit dies notwendig ist, doppelt zu ligieren und zu durchschneiden.

Schiebt man im unteren Wundwinkel das hier vorhandene Fett samt den Thymusresten an der rechten Seite der Trachea ein wenig weg, so erscheint regelmäßig die Trachea schief von unten links nach oben rechts überkreuzend, die *Arteria anonyma*. Es sei gleich hier hervorgehoben, daß die Arteria anonyma ganz regelmäßig diese außerordentlich wichtige topographische Beziehung zeigt, daß sie auch regelmäßig im unteren Wundwinkel auffindbar ist, daß aber der Grad ihrer Sichtbarkeit am Erwachsenen mit der variabeln Schiefstellung der oberen Thoraxapertur im Zusammenhang steht. Ebenso kann man in der Wunde die *Arteria carotis communis sinistra* und die *Vena anonyma sinistra* zur

Darstellung bringen (vgl. Abb. 32). Bei kindlichen Individuen ist trotz des Hochstandes des Sternums ein verhältnismäßig großes Stück der Arteria anonyma sichtbar, da das Herz und die großen Gefäße beim Kinde hoch stehen.

Hat man den Plexus thyreoideus impar durchsetzt, so erscheint das prätracheale Bindegewebe. Dieses bildet eine lockere, gegen die Trachea

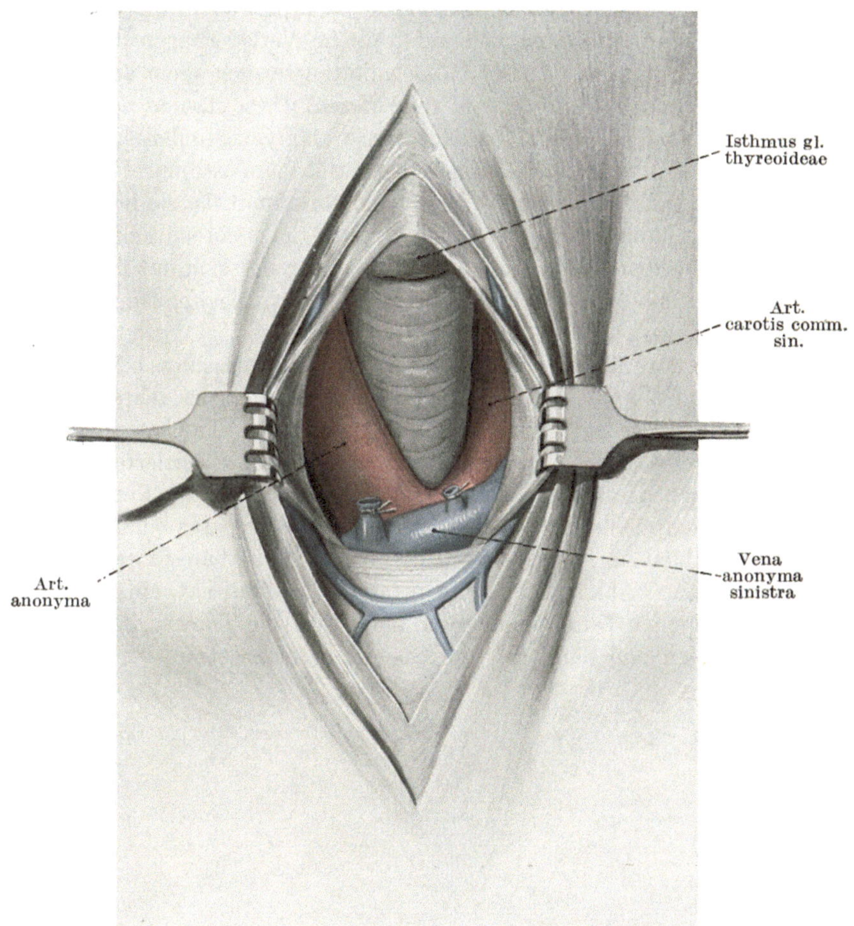

Abb. 32. Topographie der Gefäße zur Trachea im unteren Winkel der Tracheotomiewunde.

selbst verschiebliche Bindegewebsscheide, durch welche die Trachealknorpel eben noch durchschimmern. Will man die Trachea, wie dies für die Tracheotomie lege artis notwendig ist, freilegen, so ist es notwendig, diese Bindegewebsscheide zu spalten, sie läßt sich hierauf in einem größeren Umfange sehr leicht von der Trachealoberfläche ablösen. Erst nach dieser Prozedur tritt die Trachealfläche rein zutage (Abb. 31).

Dem eben geschilderten Schichtenbau folgt auch die chirurgische Freilegung der Trachea. Nach der Durchtrennung der Haut und der Fascia superficialis erscheint die Linea alba colli, durch welche man auf das prätracheale Fett und den eingelagerten Plexus thyreoideus impar gelangt. Nach Beseitigung desselben erreicht man das prätracheale Bindegewebe, welches eingeschnitten und stumpf beiseite geschoben wird, bis die Trachea frei vorliegt. Die Trachea wird nun fixiert und in ruhig gestelltem Zustand in der Richtung von unten nach oben durch einen Längsschnitt eröffnet.

Die während der Operation eintretenden Komplikationen sind hauptsächlich auf Gefäßabnormitäten und auf topische Verlagerungen der Trachea zurückzuführen. Bezüglich der Gefäßabnormitäten sei vor allem auf das Vorhandensein einer *Arteria thyreoidea ima* hingewiesen. Diese stammt meist aus der Aorta selbst, in wenigen Fällen aus der Arteria anonyma, und zieht, zwischen den Ästen des Plexus thyreoideus impar eingebettet, zum Isthmus der Glandula thyreoidea. Da die Arterie in ca. 5% der Fälle vorkommt, ist sie immerhin bemerkenswert. Sie kann, während der Operation verletzt, zu starken Blutungen Anlaß geben, vor allem dann, wenn sie quer durchtrennt sich mit ihrem proximalen Stumpf in das Mediastinum zurückzieht. Auch Nachblutungen können durch Arrosion der Arterie hervorgerufen werden.

Die Lage der Arteria anonyma gibt immerhin Veranlassung, bei Manipulationen im unteren Wundwinkel auf die Arterie besonders zu achten.

Von besonderer Bedeutung ist die Verlagerung der Trachea infolge von Strumen. Da es bei solchen Verlagerungen zu höchst komplizierten Verdrängungserscheinungen der Arteria carotis communis, ja sogar der Vena jugularis interna kommt, empfiehlt es sich, in der durch die Linea alba colli markierten Medianebene zu bleiben, keinesfalls auf die eventuell tastbare extramedian gelegene Trachea zur Abkürzung der Operationsdauer direkt einzuschneiden, sondern vielmehr nach Durchsetzung der Linea alba die Trachea in die Mittellinie zurückzuholen und dann erst die Operation fortzusetzen.

VI. Vorlesung.

Operationen am Digestionstrakt.

Aufsuchung der Flexura duodenojejunalis, der Gallenwege und der Appendix.

Unter den im Bereiche des **Digestionstraktes** sich abspielenden dringlichen Operationen ist nur ein Teil als typisch zu bezeichnen. Dahin gehören die dringlichen Operationen an den Gallenwegen, an der Appendix, am Magen, eventuell an der Milz, schließlich die Herniotomie, da wir auch diese als Operation am Intestinaltrakt bezeichnen können. Während bei den aufgezählten Operationen die Kenntnis der speziellen topographischen Verhältnisse von Bedeutung ist, ist bei einer großen Anzahl von Darmoperationen nur die Kenntnis der allgemeinen Topik des Peritonaealcavums erforderlich. Dies gilt für die dringlichen Eingriffe bei Verletzungen, Schuß-, Stich- oder Kontusionsverletzungen des Darmes, für die Operationen bei Darmokklusion infolge von Achsendrehung oder Invagination, schließlich bei obturierenden Tumoren. Entsprechend der großen Variabilität im Sitze der Verletzungen und in der Lokalisation der obturierenden Hindernisse ist es nicht möglich, für die einzelnen Fälle ein gesetzmäßiges Verhalten der in Betracht kommenden anatomischen Voraussetzungen darzustellen. Hier ist die Diagnose, wo die betreffende Verletzung erfolgt ist, resp. wo die Okklusion sitzt, der Anhaltspunkt für die Lokalisation der vorzunehmenden Laparotomie. Daher kann in folgendem von all diesen dringlichen Operationen nicht die Rede sein. Es würde auch viel zu weit führen, im Rahmen dieser Vorlesungen eine genauere Topographie der verschiedenen Darmabschnitte zu geben. Die Lage des Dünndarms sowie des Dickdarms im allgemeinen muß als bekannt vorausgesetzt werden. Die Lageverhältnisse des Coecums werden aber noch bei der dringlichen Appendektomie besprochen werden.

Bevor wir an die Schilderung der topographischen Verhältnisse bei den typischen Operationen gehen, sei noch das Lageverhältnis und die **Aufsuchung** der **Flexura duodenojejunalis** besprochen, da die Topographie gerade dieser Darmstelle für die Orientierung im Cavum peritonaeale von besonderer Bedeutung ist. Unter *Flexura duodenojejunalis* verstehen wir den Übergang der Pars ascendens duodeni in die erste Jejunumschlinge. Während die Pars horizontalis duodeni superior kranial vom Mesocolon transversum gelegen, bei der Eröffnung des Cavum abdominale im Anschluß an den Pylorus frei zutage tritt, ist die Pars descendens von dem an dieser Stelle sekundär verlöteten Mesocolon ascendens, die Pars horizontalis inferior aber von der Gekröswurzel vollkommen gedeckt. Links von der Radix mesenterii erscheint, wenn man das Dünndarmkonvolut stark nach rechts verlagert, die Pars ascendens duodeni durch das Mesenterium durchschimmernd. Bei normalem Situs viscerum ist von ihr nichts zu sehen, da sie sowohl vom Mesocolon transversum, als auch von den darunter gelegenen ersten Jejunumschlingen vollkommen gedeckt ist. Die Flexura duodenojejunalis liegt an der hinteren Peritonaealwand, und zwar am linken Abhang der Wirbelsäule, dieser eng angeschlossen, beiläufig entsprechend der Höhe des zweiten Lendenwirbels. Sie kennzeichnet sich außerdem durch ihre Verwachsung mit dem Peritonaeum dorsale, während die erste Jejunumschlinge selbst bereits ein freies Mesenterium besitzt und dementsprechend beweglich ist. Links von der Flexura duodenojejunalis gelangt, aus dem Mesocolon descendens kommend, die *Vena mesenterica inferior* in der *Plica duodenojejunalis* an den unteren Rand des Pancreas. Die Plica duodenojejunalis zieht in einem nach links und oben konvexen Bogen vom Mesocolon descendens zum Scheitel der Flexura duodenojejunalis. Von der Vorderfläche der Pars ascendens duodeni zieht eine feine Falte in einem Bogen, dessen Konkavität nach links und oben sieht ebenfalls zum Mesocolon ascendens, *Plica duodenomesocolica.* Zwischen diesen beiden Rändern befindet sich der Zugang zum *Recessus duodenojejunalis*, welcher sich unter Umständen bedeutend vergrößert und zur Einlagerung von Darmschlingen führen kann (Hernia retroperitonaealis). Die Inspektion dieser Gegend wird es ermöglichen, die Diagnose auf diese mit Recht so gefürchtete Hernie zu stellen.

Die Aufsuchung der Flexura duodenojejunalis geschieht in Anbetracht der eben geschilderten Lage dieser Flexur am einfachsten und kürzesten folgendermaßen. Nach der Eröffnung des Abdomens im supraumbilikalen Anteil der Linea alba wird das Netz und das daranhängende Colon transversum nach aufwärts und durch die Wunde nach außen gezogen (Abb. 33). Dadurch spannt sich das *Mesocolon transversum* von der hinteren Wand des Peritonaealcavums bis in die Wunde derart an, daß es septumartig das Cavum abdominale in zwei Anteile teilt. Der über ihm liegende enthält den Magen, die Leber, die Milz, der darunter gelegene vor allem das Dünndarmkonvolut. Folgt man nun mit der Hand der kaudalen Fläche des eben beschriebenen Septums in die Tiefe, so gelangt man an die Wirbelsäule gerade an jener Stelle, an welcher die Kuppe der Flexura duodenojejunalis gelegen ist. Man ist imstande, daselbst die Wirbelsäule und ihren linken Abhang deutlich zu tasten. Schiebt man die unter den Fingern befindliche Dünndarmschlinge nach rechts und erfaßt mit Daumen und Zeigefinger die unmittelbar an der Wirbelsäule gelegene Darmschlinge, so hält man die Flexura duodenojejunalis in der Hand. Sie charakterisiert sich schon dadurch, daß sich das eine Ende, und zwar das kraniale entsprechend der Fixation der Pars ascendens duodeni von der Wirbelsäule nicht abheben läßt, während man die kaudalwärts folgende Darmschlinge vorziehen kann. Diese vorgezogene Darmschlinge ist die erste Jejunumschlinge. Auf diese Weise ist auch die Orientierung darüber, welches Ende der in der Wunde erscheinenden Schlinge oral, welches anal gerichtet ist, eine höchst einfache und man ist auch imstande, indem man den Darm vorsichtig abwickelt, die einzelnen Darmschlingen sowie ihr Mesenterium auf Verletzungen resp. Obstruktion ihres Lumens zu untersuchen.

Bei allen Operationen, welche zur Aufgabe haben, den Magen mit einer jenseits des Duodenum gelegenen Darmschlinge in direkte Kommunikation zu setzen (Gastroenteroanastomosis), kann die rasche und sichere Auffindung der Flexura duodenojejunalis von entscheidender Bedeutung sein.

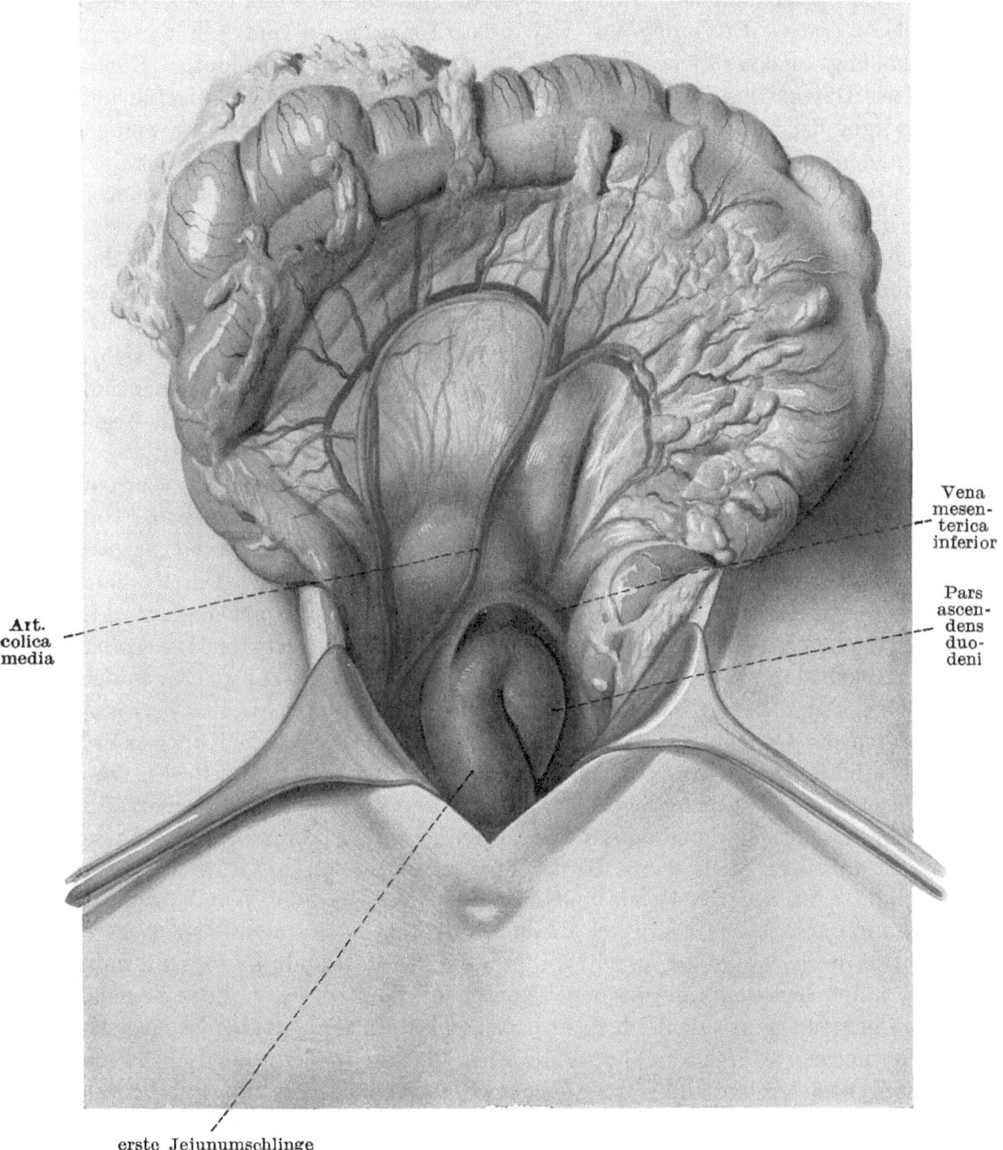

Abb. 33. Aufsuchung der Flexura duodenojejunalis. Chirurgischer Weg.

Die eigentümliche Einstellung der Gekröswurzel zur Pars horizontalis inferior duodeni bringt es mit sich, daß dieser Darmanteil von der A. mesenterica superior und der gleichnamigen Vene ventralwärts überkreuzt wird. Er liegt infolgedessen wie in eine Gabel aufgenommen zwischen der Aorta und der A. mesenterica superior. Kommt es aus unbekannten Gründen zu einer Straffung der Radix mesenterii und der Gefäße, so wird die Pars horizontalis duodeni an der Kreuzungsstelle zusammengedrückt und daher das Lumen ganz plötzlich verengert. Arteriomesenterieller Darmverschluß. Es entstehen dann die Symptome eines hochsitzenden Ileus. Vielfach schließt sich dieser Vorfall unmittelbar an eine operative Eröffnung des Cavum peritonaeale an und gibt dadurch Veranlassung zu einer Relaparotomie. Erwähnt sei, daß die unblutige Reposition des Dünndarms in seine normale Lage mit der dadurch herbeigeführten Erschlaffung der obstruierenden Stränge einfach dadurch herbeigeführt werden kann, daß man das betreffende Individuum in Knie-Ellenbogenlage bringt.

Von den typischen Operationen im Cavum peritonaeale kommen zunächst die **Operationen an den Gallenwegen** in Betracht. Sie spielen sich im Bereiche der Hinterfläche der Leber und im *Ligamentum hepatoduodenale* ab. Nach der Eröffnung des Abdomens in zweckentsprechender Weise machen wir uns die Hinterfläche der Leber dadurch zugänglich, daß wir die Leber kippen, so daß die sonst nach hinten sehende Fläche nun nach vorne und oben sieht. Damit wird der spitze Winkel zwischen hinterer Leberfläche und Ligamentum hepatoduodenale zu einem stumpfen, so daß beide Anteile deutlich zu überblicken sind.

Die anatomische Betrachtung ergibt dann folgendes: Am scharfen Leberrand verschwindet in der Medianebene das *Ligamentum teres hepatis,* von welchem die dünne Peritonaealduplikatur des *Ligamentum falciforme hepatis* gegen die innere Fläche der vorderen Abdominalwand zieht. Durch diese kulissenartige Falte wird der linke Leberlappen fast vollkommen verdeckt. An die durch den Eintritt des Ligamentum teres hepatis am scharfen Leberrand erzeugte mediane Furche schließt der *Lobus quadratus hepatis* an, welcher in der Tiefe der hinteren Leberfläche am *Hilus hepatis* endet, nach rechts aber begrenzt wird durch die Gallenblase, deren nach oben und vorne sehende Kuppe meist in eine seichte Inzisur des scharfen Leberrandes eingebettet ist. Rechts von der Gallenblase sieht man den Rest des rechten Leberlappens, welcher sich nach abwärts fortsetzt und bis an die hintere Peritonaealwand reicht. Diese selbst ist an dieser Stelle durch die dahinter gelegene rechte Niere ein wenig vorgewölbt. Am unteren Rande und in der rechten Ecke der Wunde erblickt man die *Flexura coli dextra,* durch deren Dislokation nach unten das sichtbare Nierenfeld noch vergrößert wird. Unter dem freien Rand des bogenförmig angespannten Ligamentum teres hepatis erscheint die *Pars pylorica* des Magens, dessen Curvatura parva deutlich zu überblicken ist. In Fortsetzung des Magens, von ihm getrennt durch den *Sulcus pyloricus* und die in dem Sulcus gelegene Pylorusvene, verläuft die *Pars horizontalis duodeni superior* von links vorne nach rechts hinten (Abb. 34).

Zwischen dem Leberhilus und dem kranialen Rand der Pars horizontalis superior duodeni spannt sich das *Ligamentum hepatoduodenale* an, in dessen Fortsetzung die Pars flaccida des *Omentum minus* nach links und oben verschwindet. Durch die Pars flaccida hindurch sieht man das *Pancreas,* und eng angeschlossen an den Leberhilus die Spitze des *Lobus caudatus Spigeli* der Leber. Führt man einen Finger unter den rechten freien Rand des Ligamentum hepatoduodenale, so gelangt er in das daselbst gelegene *Foramen epiploicum Winslowi.* Es gelingt auf diese Weise leicht und einfach das Ligamentum hepatoduodenale samt den darin gelegenen Gebilden zwischen Daumen und Zeigefinger abzutasten. Bei näherer Besichtigung der Vorderfläche des Ligaments, besonders dann, wenn man durch Verdrängen der Pars horizontalis duodeni nach abwärts das Ligament spannt, sieht man meist schon nahe dem rechten Rande einen längs verlaufenden Vorsprung, welcher dem hier eingelagerten *Ductus choledochus* entspricht. Höher oben spannt sich hierbei nicht selten eine schief von links unten nach rechts oben ziehende Falte, in welcher die Arterie der Gallenblase verläuft. Nahe der Übergangsstelle des Ligaments in das Omentum minus erblickt man meist eine Vene, welche, von der Curvatura parva des Magens kommend, im Ligamentum selbst verschwindet. Dies ist die *Vena coronaria ventriculi*, s. *Vena gastrica magna*, welche im Ligament, allerdings in verschiedener Höhe, die Vena portae erreicht. Spannt man die Gallenblase ein wenig an, so sieht man ihr verjüngtes Ende sowie den vom Peritonaeum umhüllten, gegen den Leberhilus verlaufenden *Ductus cysticus*. Ist das Peritonaeum im allgemeinen fettarm und zart, so läßt die Inspektion des Ligamentum hepatoduodenale nahe dem Ende am Pylorus eine bogenförmig verlaufende, mit der Konkavität nach links und oben gekehrte Erhebung erkennen, welche die *Arteria hepatica communis* enthält. Zwischen ihr und dem Rande des Magens sieht man mehrere kleine Lymphdrüsen durchschimmern, die Lymphoglandulae pyloricae.

Bei den Operationen an den Gallenwegen handelt es sich um die Freilegung der Gallenblase, des Ductus cysticus, des Ductus hepaticus und des Ductus choledochus. Die Freilegung der Gallenblase gelingt sehr einfach. Der peritonaeale Überzug geht zwar von der Gallenblase direkt auf die Leberfläche über, doch ist es nicht schwierig, die Gallenblase aus der für sie bestimmten Grube der Lebersubstanz auszulösen, ebenso wie es meist leicht gelingt, die in der früher beschriebenen Falte gelegene Arteria cystica freizulegen und zu unterbinden. Folgt man der Gallenblase gegen ihr verjüngtes Ende, so ist der Anfangsteil des Ductus cysticus ebenfalls freigelegt.

Für die Operationen am *Ductus choledochus* kommt besonders die genauere Topographie des *Ligamentum hepatoduodenale* in Betracht (Abb. 35). Im Ligament liegen nebst den Lebernerven und Lymphgefäßen der Ductus choledochus, das Endstück der Arteria hepatica communis mit ihrer Ramifikation und die Vena portae. Von diesen drei Gebilden verläuft der Ductus choledochus im freien rechten Rand des Ligamentum hepatoduodenale von der Leberpforte nach abwärts. Er setzt sich aus dem *Ductus hepaticus* und dem *Ductus cysticus* zusammen. Bei der normalen Einstellung der Leber, bei welcher die Gallenblase mit ihrer Kuppe nach abwärts, mit ihrer Spitze nach aufwärts sieht, sind Ductus choledochus und Ductus cysticus zueinander spitzwinkelig eingestellt. Der Scheitel dieses Winkels, also die Knickungsstelle des Systems liegt meist noch im Bereiche des Ductus cysticus, seltener gerade an der Mündungsstelle des Ductus cysticus in den Ductus choledochus. Der dickwandige Ductus choledochus verschwindet am oberen Rande der Pars horizontalis superior duodeni, um hinter derselben nach abwärts zu laufen. Nach der Passage einer Rinne im Pankreaskopfe erreicht der Gallengang die Pars descendens duodeni, um hier zusammen mit dem Pankreasausführungsgang zu münden. Der Ductus choledochus zeigt an seiner Oberfläche ein ziemlich reiches Gefäßnetz.

Die *Arteria hepatica communis* verläuft, am *Tripus Halleri* der *Arteria coeliaca* beginnend, in einem nach oben und links konkaven Bogen zum Ligamentum hepatoduodenale, welches sie nahe dem unteren Rande von links her betritt. Die Arterie teilt sich nach ganz kurzem Verlauf in zwei Äste, von welchen

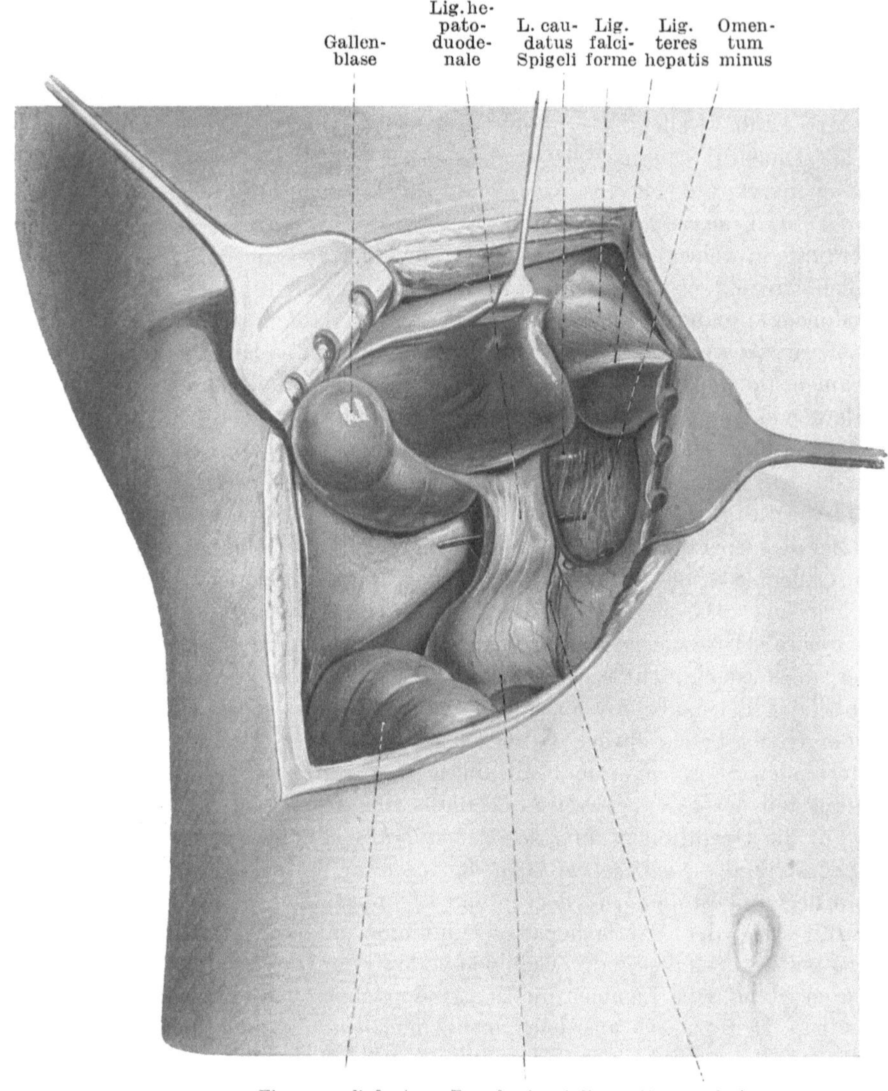

Abb. 34. Freilegung des Ligamentum hepatoduodenale. Die Leber ist nach oben gekippt, durch das Foramen Winslowi ist eine Sonde geführt; das linke Ende derselben ist durch die Pars flaccida des Omentum minus hindurch sichtbar.

der eine kranialwärts in Fortsetzung des Hauptstammes verläuft, während der andere spitzwinkelig von ihr abgehend, im Ligamentum hepatoduodenale kaudalwärts zieht, die Pars horizontalis superior duodeni an ihrer dorsalen Fläche kreuzt und an die vordere Fläche des Caput pancreatis gelangt. Dieses Gefäß, die *Arteria gastroduodenalis*, entläßt vor der Passage des Duodenum die *Arteria gastrica dextra*, welche längs der kleinen Kurvatur des Magens nach links und aufwärts steigt, nach der Überkreuzung mit dem Duodenum die *Arteria gastroepiploica dextra*, welche längs der großen Kurvatur weiter zieht. Der zum Pancreas und zum Duodenum verlaufende Endast des Gefäßes ist die *Arteria*

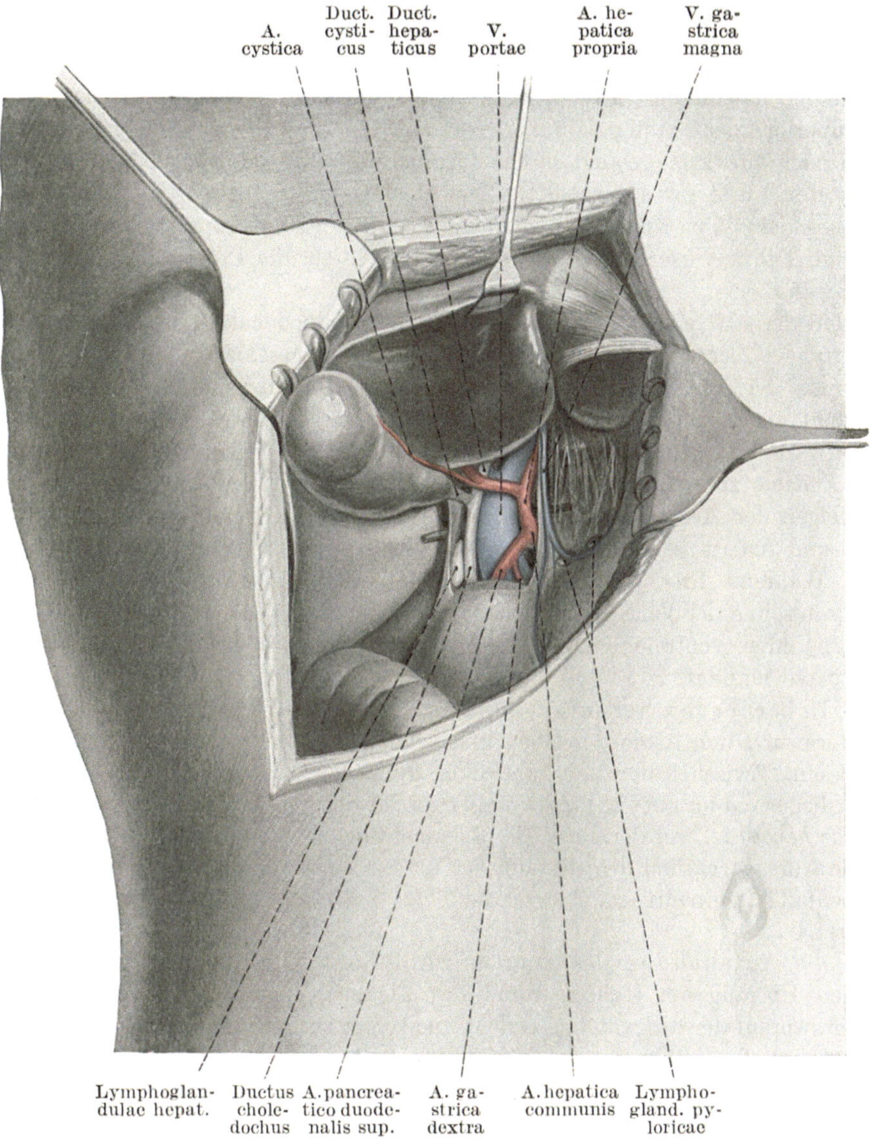

Abb. 35. Die Gebilde im Ligamentum hepatoduodenale von vorne freigelegt.

pancreaticoduodenalis superior. Das in der Fortsetzung des Hauptstammes der Arteria hepatica communis kranialwärts verlaufende Gefäß ist die *Arteria hepatica propria*, welche längs des linken Randes des Ligamentum hepatoduodenale verläuft und sich nach kürzerem oder längerem Verlauf in den Ramus hepaticus dexter und sinister teilt. Während der linke mehr in der Richtung des Stammes gelegen ist, gelangt der rechte nach rechts und oben, kreuzt dabei die Vena portae ventralwärts und entläßt meist die vielfach in einer eigenen Falte gelegene *Arteria cystica.*

Die Ramifikation der Arteria hepatica communis zeigt eine Reihe von Variationen, welche auch praktisch nicht ohne Bedeutung sind. Dahin gehören die tiefe Teilung der Arteria hepatica propria, die Abgabe der Arteria gastrica dextra von der Arteria hepatica und ähnliche. Von besonderem Interesse ist die *Arteria hepatica accessoria*, welche für die Arteria hepatica propria mehr minder vollständig eintreten kann. Sie entspringt aus der Arteria mesenterica superior, zieht hinter dem Pancreas und der Pars horizontalis superior duodeni nach aufwärts, gelangt in das Ligamentum hepatoduodenale und verläuft in ihm meist zwischen Ductus choledochus und Vena portae gelagert. Unter besonderen Umständen ersetzt sie die Arteria hepatica propria vollständig, in anderen Fällen versorgt die Accessoria den rechten, die Propria den linken Leberlappen.

In der tieftsen Schicht des Ligamentum hepatoduodenale, nur durch den peritonaealen Überzug gegen das Foramen Winslowi geschieden, verläuft die *Vena portae.* Sie entsteht aus der Vereinigung der Darm-Milzvenen im Pancreaskopf, zieht als mächtige Vene hinter der Pars horizontalis superior duodeni nach aufwärts und gelangt in das Ligament, um sich am Hilus hepatis in ihre beiden Endäste zu spalten. Sie ist rechts vom Ductus choledochus, links von den Zweigen der Arteria hepatica communis flankiert. Dringt man zwischen Ductus und Arteria in die Tiefe, so gelangt man an die zeigefingerdicke Vena portae. Während ihres Verlaufes im Ligament erhält sie noch einen venösen Zufluß von seiten der Vena gastrica magna, welche, die Arteria hepatica propria meist an ihrer ventralen Seite kreuzend, in verschiedener Höhe in die Vena portae mündet.

Die Lebernerven verlaufen, aus dem *Plexus coeliacus* kommend, mit der Arterie und den Ästen derselben und schließen sie in ein dichtes Nervengeflecht ein. Zwischen der Vene und dem Ductus, vielfach auch lateral vom Ductus, liegen ein bis zwei Lymphdrüsen, regionär der Leber zugehörig, *Lymphoglandulae hepaticae.* An der Basis des Ligamentum hepatoduodenale, zwischen der Curvatura parva und dem Stamm der Arteria hepatica communis, befinden sich ebenfalls Lymphdrüsen, *Lymphoglandulae pyloricae*, regionär dem Magen zugehörig.

Für die Aufsuchung des Ductus choledochus genügt es, den peritonaealen Überzug am rechten Rand des Ligamentum hepatoduodenale zu schlitzen, worauf der dickwandige Gallengang sofort zutage tritt. Er ist von der Aufsuchungsstelle sowohl gegen die Leber, als auch gegen das Duodenum leicht zu verfolgen. Hält man sich an den freien Rand des Ligaments, so sind Verletzungen der Vena portae oder gar der Arterie vollkommen ausgeschlossen. Die bei der Präparation des Ductus choledochus manchmal auftretende Blutung rührt von dem vorhin beschriebenen Gefäßnetz des Ductus selbst her.

Bei den operativ in Betracht kommenden Fällen sind gerade an dieser Stelle besonders häufig Adhäsionen vorhanden, welche die Orientierung erschweren. Dahin gehört, abgesehen von der Adhäsion der Gallenblase an der vorderen Abdominalwand, vor allem eine flächenhaft entwickelte Adhäsion zwischen Gallenblase und Colon, welche natürlich gelöst werden muß. Sehr häufig sind Adhäsionen, welche vom Rande des Ligamentum hepatoduodenale nach rechts reichen, so daß eine Begrenzung des Ligaments ausgeschlossen erscheint. In diesen Fällen pflegt auch das Foramen Winslowi entweder teilweise oder vollständig verschlossen zu sein. In solchen Fällen empfiehlt es sich, der Gallenblase zu folgen, bis man an den Hals derselben, resp. an ihren Übergang in den Ductus cysticus gelangt. In Verfolgung des Ductus cysticus gelangt man leicht zum Ductus choledochus.

Wenn auch unter den Ärzten darüber noch keine vollständige Einigung erzielt ist, in welchem Stadium der Appendizitis die Appendektomie vorgenommen werden soll, so läßt sich trotz alledem nicht leugnen, daß in einer Reihe von Fällen die Indikation für eine dringliche Entfernung der Appendix vorliegt, so daß wir nicht fehlgehen, wenn wir auch die **Appendektomie** zu den dringlichen Operationen rechnen. Bei unserer Darstellung handelt es sich viel weniger um die Frage, in welcher Art und Weise die Bauchdecken durchsetzt werden, ob dieser oder jener Schnitt wegen der eventuell zu befürchtenden postoperativen Hernie oder wegen des kosmetischen Resultates verwendet werden soll, als vielmehr um die kunstgerechte Auffindung des Coecum und der Appendix. Gerade bei der dringlichen Operation wird es sich empfehlen, das Coecum mit der Appendix durch eine breite Eröffnung der vorderen Bauchwand zugänglich zu machen, so daß nicht nur die tastenden Finger durch eine enge Bauchwunde eingeführt werden können, sondern daß auch die Inspektion imstande ist, Klarheit über die topographischen und pathologischen Verhältnisse der in Frage kommenden Teile zu verschaffen. Jedenfalls aber wird die genaue Kenntnis der ziemlich großen Variationen in den Lagebeziehungen der Appendix für die Durchführung der Operation von besonderer Bedeutung sein, wobei wir auch wieder nicht die Technik der Appendektomie, sondern die Auffindung der Appendix in den Vordergrund der Betrachtung stellen müssen.

Gerade bei der Topographie des *Coecums*, von welcher ja jene der Appendix in erster Linie abhängig ist, zeigt es sich, daß das Verständnis der kausalen Bedingungen, welche bestimmte Lagebeziehungen zur Folge haben, für die richtige Einschätzung eventuell vorhandener Variationen von besonderer Bedeutung ist. Es wird daher notwendig sein, für die Topographie des Coecums ein wenig weiter auszuholen.

Die Lage sämtlicher Dünndarm- und Dickdarmteile ist in letzter Linie abhängig von zwei in der Ontogenese des Darmes begründeten Faktoren, die wir kurz als die normale Wanderung und als die normale sekundäre Konkreszenz bezeichnen können. Unter normaler Wanderung verstehen wir die gesetzmäßigen Verschiebungen der einzelnen Darmanteile während der Ontogenese, da die verschiedenen Abschnitte des Darmes sich nicht an jenen Stellen entwickeln, an denen sie schließlich und endlich gelegen sind. Für die Wanderung ist die Freiheit der zum Darm führenden Mesenterien eine unumgängliche Bedingung. Erst wenn diese Epoche in der Entwickelung der normalen Topographie abgeschlossen ist, kommt es an gesetzmäßig bestimmten Stellen der Mesenterien zu deren Verlötung mit anderen oder mit dem Peritonaeum parietale dorsale. Diesen Vorgang bezeichnen wir als sekundäre Konkreszenz.

Der normale Wanderungsgang des Coecums ist nun ein besonders komplizierter. Kurz beschrieben entwickelt sich das Coecum in der Hernia umbilicalis physiologica, gelangt von hier bei der Rückbildung dieser Hernie auf den linken Darmbeinteller, steigt in der Folge nach aufwärts bis an die

Curvatura magna stomachi, traversiert später die Medianebene und erreicht die Gegend vor der rechten Niere. Erst viel später steigt das Coecum allmählich nach abwärts, um auf den rechten Darmbeinteller zu gelangen. An jeder Stelle dieses Weges kann aus uns unbekannten Gründen das Coecum seine embryonale Topographie festhalten und demnach nicht an seine physiologische Stelle gelangen. Besonders häufig sehen wir es vor der rechten Niere am unteren Rande der Leber gelegen. Man spricht dann von einem hochsitzenden Coecum. In selteneren Fällen finden wir es auf der Fossa iliaca sinistra, ein Zustand, welchen man fälschlich als partiellen Situs viscerus inversus bezeichnet hat, den man aber richtiger als Sinistroposition des Coecum ansprechen soll. Wer die normale Wanderung des Coecum kennt, wird ihm daher, falls er es nicht am rechten Darmbeinteller findet, gleichsam auf seinem Wege entgegengehen, nicht aber blindlings die gesamte Bauchhöhle durchwühlen. Nehmen wir an, daß das Coecum zu dem physiologischen Ende seines Weges gekommen sei, so hat es um diese Zeit noch ebenso wie das Colon ascendens ein vollkommen freies Mesenterium. Die sekundäre Konkreszenz durch die Verlötung des Mesocolon ascendens mit dem Peritonaeum parietale beginnt in der Medianebene und setzt sich lateralwärts fort. Die Ausdehnung dieser sekundären Konkreszenz nach lateral und damit der Grad der Mobilität des Coecums zeigt eine weitgehende Variabilität. Reicht diese sekundäre Verwachsung bis an den serösen Überzug des Coecums und des Colon ascendens, so können wir von einem Coecum fixatum sprechen. Bleibt der intestinale Anteil des Mesenterium von dieser Verwachsung verschont, dann ist das Coecum selbst in ziemlichem Ausmaß beweglich, Coecum mobile. Man hat in den letzten Jahren dem Coecum mobile von seiten der Chirurgen besondere Aufmerksamkeit gewidmet, ja vielfach diese den Anatomen längst bekannte Tatsache wie eine Neuentdeckung behandelt. Bleibt schließlich die sekundäre Konkreszenz vollständig aus, dann haben wir ein Coecum liberum vor uns. Es ist nur selbstverständlich, daß alle jene Faktoren, welche bei der Bestimmung des Situs viscerum auch sonst maßgebend sind, wie beispielsweise Füllungsgrad und damit Schwere des Darmstückes, Lage des Individuums im Raume, ihre Einwirkung um so mehr geltend machen werden, je mobiler oder freier das Coecum selbst ist. Daher darf es uns nicht wundernehmen, wenn das Coecum mobile bei der aufrechten Stellung des Menschen womöglich in gefülltem Zustande über die Linea terminalis beckenwärts sinkt und schließlich den Beckenboden erreicht. Zu diesen eben beschriebenen Komplikationen gesellen sich noch jene, welche durch den nicht vollständig abgeschlossenen Wanderungsgang dieses Darmstückes herbeigeführt sind. Ein vor der rechten Niere gelagertes Coecum, dessen Mesenterium durch sekundäre Konkreszenz daselbst fixiert ist, wird natürlich an dieser Stelle festgehalten und bleibt unverrückbar liegen.

Sind, wie eben geschildert, die topographischen Variationen des Coecums schon sehr große, so sind jene der Appendix noch viel größer, da das gegenseitige Verhalten von Coecum und Appendix selbst wieder ein äußerst wechselvolles ist. Um dieses Verhalten in seinen individuellen Variationen nach bestimmten Prinzipien einteilen zu können, empfiehlt es sich, vier Positionen der Appendix zu unterscheiden. Gehen wir von der Annahme aus, daß das Coecum fixiert und normal gelagert sei, so ergeben sich, nach ihrer Häufigkeit aufgezählt, folgende vier Positionen: Die Kaudalposition, die Medialposition, die Lateralposition und die Kraniodorsalposition (Abb. 36). Dabei handelt es sich nicht etwa um jene Lage des Wurmfortsatzes, welche gerade im Momente der Beobachtung zufällig vorhanden ist und welche ad libitum verändert werden kann, vielmehr läßt sich zeigen, daß Ausdehnung und Form des Mesenteriolum einerseits, Fixation desselben andererseits die Appendix natürlich innerhalb einer gewissen Exkursionsbreite in der genannten Position festhalten. Die Position hat nicht nur eine Bedeutung bei der Aufsuchung des Wurmfortsatzes, sondern man kann auch zeigen, daß die sekundären Veränderungen bei appendikalen Prozessen mit der Position der Appendix in engem Zusammenhang stehen.

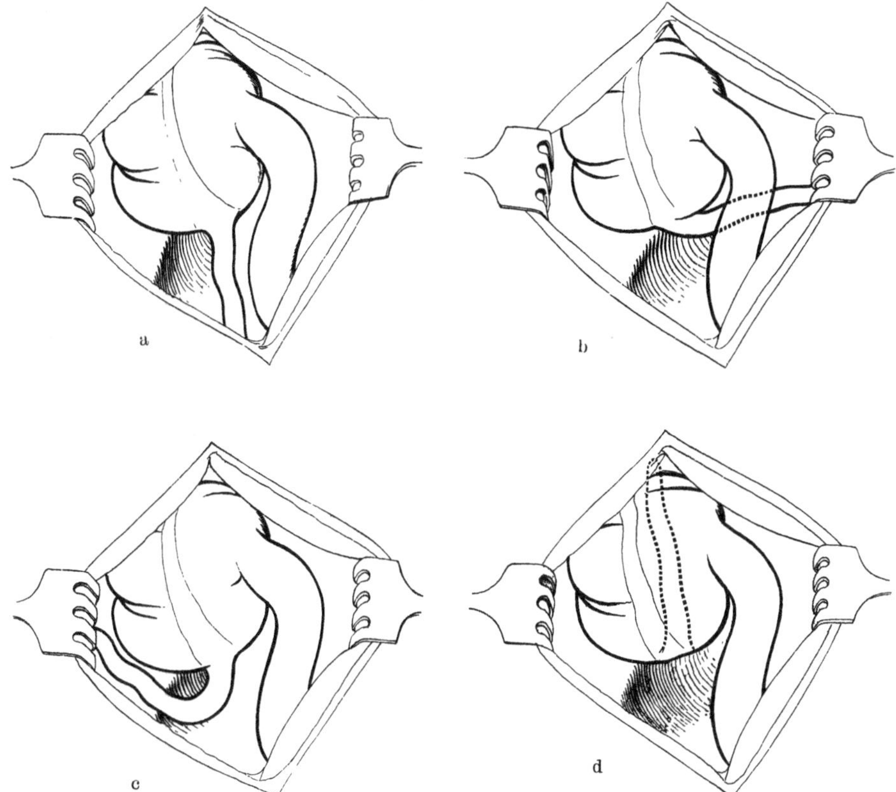

Abb. 36. Schema über die vier Positionen der Appendix.
a Kaudal-, b Medial-, c Lateral-, d Kraniodorsalposition.

Bei der Kaudalposition liegt der Wurmfortsatz in der Achse des aufsteigenden Colons, er überschreitet die Linea terminalis und reicht in das Becken hinunter. Bei der Medialposition sehen wir die Appendix gegen das Promontorium gerichtet, fast immer von der letzten Ileumschlinge gedeckt, welche aus dem Cavum Douglasi kommend schief nach außen und oben über die Linea terminalis aufsteigt. Bei der Lateralposition liegt die Appendix in der Poupartschen Furche, also der Furche zwischen der vorderen Bauchwand und der vorderen oberen Fläche des Musculus iliacus, von dem Ende des Coecum gedeckt.

Bei der Kraniodorsalposition steigt die Appendix hinter dem Coecum, zwischen ihm und dem Peritonaeum parietale gelegen, kranialwärts. Verwächst der peritonaeale Überzug des Coecums mit dem Peritonaeum dorsale, dann ist die Appendix in einer mehr minder vollkommen abgeschlossenen peritonaealen

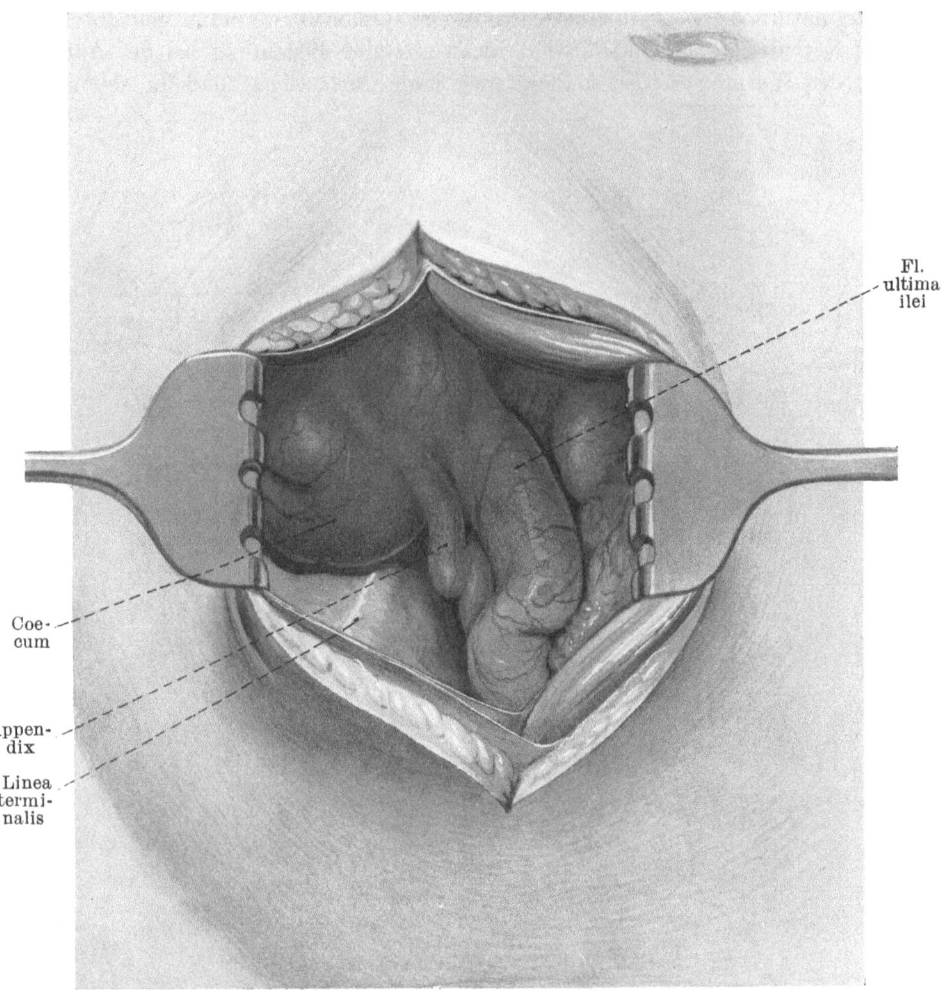

Abb. 37. Chirurgische Freilegung der Appendix. Diese befindet sich in Kaudalposition.

Bucht begraben und kommt erst dann zum Vorschein, wenn man diese Verwachsungen löst.

Handelt es sich demnach um die operative Aufsuchung der Appendix, so wird es sich empfehlen, entsprechend der eben angeführten Häufigkeit, vor allem die Linea terminalis zu besichtigen, um festzustellen, ob die Appendix in das kleine Becken hinabreicht (Abb. 37). Ist sie an der Linea terminalis nicht sichtbar, so hat man nur die daselbst traversierende letzte Ileumschlinge aufzuheben, und erblickt eventuell die Appendix medial gelagert. Ist dies auch nicht der Fall, so schiebt man am besten das Coecum medialwärts, um die Appendix in der Lateralposition zu finden. Führt all das nicht zum Ziele und ist man sicher, daß nicht schon vorher ein anderer Operateur die Appendix exstirpiert hat, dann ist mit Sicherheit anzunehmen, daß die Appendix in Kraniodorsalposition gelegen ist. Man löst die eventuell vorhandenen Verwachsungen des Coecum vorsichtig, legt es nach aufwärts um und erblickt nun an seiner Hinterfläche die kranial verlaufende Appendix.

Die kraniodorsale und die laterale Position ermöglichen sehr leicht das Zustandekommen abgeschlossener Peritonaealabszesse in Folge von appendikalen Prozessen. Die Kaudalposition führt leicht zum Douglas-Abszeß, während die Medialposition für die universelle Peritonitis prädisponierend erscheint. Schon aus dem bisher Angeführten läßt sich erkennen, wie selten eigentlich die Appendix durch die Bauchdecken tastbar sein kann. In der Kaudalposition und in der Dorsokranialposition sicher nicht, bei der lateralen Position wäre es möglich, wenn auch nicht wahrscheinlich, ebenso wie bei der Medialposition. Nach meinen eigenen Erfahrungen möchte ich hier sagen, daß das, was so vielfach als Appendix getastet wird, die stark kontrahierte letzte Ileumschlinge ist, so daß den Tastbefunden für die Feststellung der Appendizitis gewiß keine ausschlaggebende Bedeutung zufällt. Bemerken möchte ich noch, daß die bei der Appendizitis nicht so selten ausstrahlenden Schmerzen an der Vorderseite des Oberschenkels vor allem auf die kraniodorsale und laterale Position hinweisen. Denn gerade bei diesen kommt es zu einer topographischen Beziehung der Appendix zum *Nervus cutaneus femoralis lateralis.*

Die Ausführung der Appendektomie mit ihren chirurgischen Technizismen kann nicht Gegenstand dieser Vorlesung sein.

VII. Vorlesung.

Operationen am Digestionstrakt.

Hernia umbilicalis und inguinalis.

Aus dem großen Gebiete der Hernien kommen für die dringlichen Operationen nur jene Fälle in Betracht, in welchen es sich um inkarzerierte Hernien handelt. Obwohl fast alle Formen der Hernien zur Inkarzeration führen können, soll hier nur die Topographie jener besprochen werden, welche erfahrungsgemäß eine gewisse Häufigkeit besitzen. Ich möchte gleich hier anführen, daß mit der Bezeichnung Hernie insoferne Mißbrauch getrieben wird, als eine Reihe von Erscheinungen, welche mit einer Hernie im engeren Sinne des Wortes nichts zu tun haben, mit diesem Namen belegt werden. So spricht man z. B. von Muskelhernien, wenn ein Teil eines Muskels, besonders während der Kontraktion durch einen Schlitz der Faszie vorquillt. Auch Divertikelbildung der Hohlorgane hat man vielfach als Hernien bezeichnet. Wir wollen unter Hernie im strengen Sinne des Wortes nur den Austritt von Eingeweidestücken des Cavum peritonaeale unter gleichzeitiger Vorstülpung des daselbst befindlichen Peritonaeums und der darüber gelegenen Schichten verstehen. Mechanisch sind die Hernien der Ausdruck der Differenz zwischen der Höhe des Abdominaldruckes und der Widerstandsfähigkeit der Abdominalwand an der betreffenden Stelle. Überall dort, wo aus irgendeinem Grunde, sei er traumatischen Ursprunges oder in der Textur der Wand gelegen, der Wandwiderstand der Höhe des Abdominaldruckes nicht gewachsen ist, kommt es zur Bildung einer Hernie. Nach diesem Prinzip können wir zwei Formen der Hernien unterscheiden. Solche, welche sich im Anschlusse an traumatische Herabsetzungen der Widerstandsfähigkeit der Abdominalwand entwickeln und solche, bei welchen die geringere Widerstandsfähigkeit der Wand durch morphologische Eigentümlichkeiten des normalen Gefüges der Abdominalwand gegeben ist. Während erstere, wie dies in der Natur der Sache liegt, sich an allen möglichen Stellen der Abdominalwand entwickeln können, sind letztere an bestimmte Punkte der Bauchwand gebunden. Ich pflege deshalb erstere als atypische, letztere als typische Hernien zu bezeichnen. Zu den typischen Hernien gehören die Hernia umbilicalis, inguinalis und cruralis als die am häufigsten auftretenden. Seltener sind die Hernia obturatoria, die Hernia ischiadica, die Hernia Petiti, die Hernien des Beckenbodens usw. Bei der Seltenheit der zuletzt angeführten können wir von ihrer Erörterung absehen und wollen uns demnach nur mit der Anatomie der Hernia umbilicalis, inguinalis und cruralis beschäftigen.

Wenn auch jede dieser Hernien bezüglich der genauen Lokalisation des Bruchringes und der Inkarzerationsmöglichkeit Variationen aufweist, so ist doch im großen und ganzen die topographische Unterlage für die Entwickelung der Hernien sowie für die Vornahme der daselbst notwendigen Operationen eine konstante. Es kann natürlich unmöglich meine Aufgabe sein, Sie hier mit den verschiedenen Formen der an diesen drei Stellen sich entwickelnden Hernien vertraut zu machen, vielmehr obliegt mir die Aufgabe, die anatomischen Verhältnisse der Herniengegend im Hinblick auf die Entwickelungsmöglichkeit der Hernien und in Rücksichtnahme auf den operativen Weg auseinanderzusetzen. Es läßt sich nicht leugnen, daß die in Betracht kommenden, vielfach komplizierten Schichtenfolgen entsprechend der verschiedenartigsten Auffassung der Autoren mit den verschiedensten Namen belegt wurden, so daß oft ein und dasselbe anatomische Gebilde mehrere Namen besitzt, während andererseits ein und derselbe Name von verschiedenen Autoren für verschiedene Gebilde verwendet wurde.

Die geringere Widerstandsfähigkeit der Wand an den genannten drei Stellen ist in der daselbst vorhandenen Textur begründet, welche in letzter Linie wieder auf den Umstand zurückzuführen ist, daß die Abdominalwand an diesen Stellen Lücken aufweist, welche zum Durchtritt von Gebilden dienen oder, wie beim Nabel, gedient haben.

Die **Umbilikalhernien** führen im allgemeinen seltener zur Inkarzeration. Es sei gleich hier bemerkt, daß wir zwei Arten der Umbilikalhernien unterscheiden müssen, die kongenitale und die akquirierte. Die kongenitale Hernie repräsentiert die Persistenz eines normalen embryonalen Zustandes insoferne, als sich bei ihr das in den Funiculus umbilicalis hineinreichende Divertikel der embryonalen Bauchhöhle erhalten hat und Inhaltstücke der Bauchhöhle beherbergt. Man hat diese Hernie mit Recht als Nabelstrangshernie, Hernia funiculi umbilicalis bezeichnet. Sie charakterisiert sich dadurch, daß bei ihr der Bruchinhalt von einem Bruchsack bedeckt ist, welcher nur aus Peritonaeum und dem den Funiculus umbilicalis bekleidenden Amnion besteht. Da das Amnion an der Luft innerhalb kurzer Zeit Veränderungen eingeht, ist man in den meisten Fällen gezwungen, sogleich operativ vorzugehen. Es wurde auch eine ganze Reihe von Operationen sowie von Behandlungsverfahren ohne Operation vorgeschlagen, doch soll auf alle diese Dinge hier nicht näher eingegangen werden. Das Prinzip der operativen Eingriffe ist die Reposition des Bruchinhaltes, die Entfernung des Amnionsackes und die Deckung des Bauchwanddefektes. Irgendwelche Besonderheiten topographischer Natur kommen dabei nicht in Betracht.

Bei der akquirierten Hernie ist es notwendig, in Berücksichtigung der Entstehungsform wieder zwei Arten zu unterscheiden: Solche Hernien, welche sich mechanisch zurückführen lassen auf die Vorstülpung der noch nicht hinlänglich konsolidierten physiologischen Nabelnarbe und solche, die erst durch sekundäre Ausweitung des Nabelringes und meist auch des anschließenden Anteiles der Linea alba entstehen. Die erste Art der Hernie betrifft das frühe Kindesalter, die zweite erwachsene Personen, bei welchen es meist im Anschlusse an bedeutende Volumszunahme des Bauchhöhleninhaltes zur Dehnung der angeführten Partien gekommen ist. Daher sieht man diese Hernie auch im Gefolge von Graviditäten, Aszites, besonderer Fettanhäufung im Abdomen entstehen.

Nach der Abstoßung des amniotischen Anteiles des Nabelstranges an der Demarkationslinie kommt es zur Inversion des kutanen Abschnittes unter gleichzeitiger bindegewebiger Umwandlung des zwischen dem Peritonaeum und der Demarkationslinie gelegenen Stückes der Whartonianschen Sulze, und damit zur Konsolidierung der physiologischen Nabelnarbe, welche an ihrer Oberfläche von der Nabelhaut vollkommen überwachsen wird. Durch diese Narbenbildung hängt die Haut mit dem Peritonaeum innig zusammen, so daß in diesem allerdings kleinen Anteil der vorderen Bauchwand sich zwischen Bauchhaut und Peritonaeum nur ein dichtes Bindegewebslager befindet. Der Zusammenhang ist ein sehr intimer, wie man sich an Schnitten durch den Nabel oder auch dadurch überzeugen kann, daß bei Zug an der Nabelhaut sich an der Innenfläche des Nabels ein entsprechendes Stück des Peritonaeums grübchenartig vertieft.

Gegen den Nabel konvergieren die präperitonaeal entstehenden, später variabel stark vom Peritonaeum umscheideten Nabelgefäße und der Urachus. Der *Urachus* zieht in der Medianebene von unten her gegen den Nabel, die beiden *Umbilikalarterien*, resp. ihre Reste konvergieren von unten gegen den Nabel. Diese drei Gebilde erreichen meistens die untere Zirkumferenz des Nabelringes. In der Medianebene gelangt von oben her, meist in einer freien Duplikatur des Peritonaeums gelegen, der *Umbilikalvenenrest* an den oberen Rand des Nabelringes. Der Nabelring selbst ist allseits bindegewebig umrandet und läßt sich gegen das ihn erfüllende Bindegewebe der Umbilikalnarbe deutlich abgrenzen. Er ist im allgemeinen sehr eng, unter physiologischen Umständen nicht einmal für die Kuppe des kleinen Fingers durchgängig. In der Linea alba gelegen verhält er sich zu den beiden Anteilen der oberhalb gelegenen Pars supraumbilicalis und der unterhalb gelegenen Pars infraumbilicalis der Linea alba verschiedenartig.

Die Pars supraumbilicalis der *Linea alba* ist durchschnittlich anderthalb Zentimeter breit und stellt mehr einen breiten weißen Streifen als eine Linie dar, weshalb ich sie auch vielfach als *Facies alba abdominis* bezeichnet habe. Hier sind die beiden Musculi recti voneinander um die Breite der Facies alba distant, physiologische Rektusdiastase. Unterhalb des Nabels sind die beiden Musculi recti einander fast bis zur Berührung genähert, voneinander daher wirklich nur durch eine Linea alba getrennt. Besichtigt man daher den Nabelring bei entsprechender Präparation von innen her, so sieht man, wie sich seine bindegewebige Umrandung oben in die breite Facies alba fortsetzt, während der untere Rand an die lineare Grenze zwischen den beiden Musculi recti stößt. Im Bereiche der Pars supraumbilicalis sieht man nicht selten der die Facies alba bildenden bindegewebigen Platte einen mehr minder breiten transversalen Zug von Bindegewebe innen aufgelagert, dessen morphologische Zugehörigkeit für uns hier irrelevant ist. Die *Vena umbilicalis* resp. das *Ligamentum teres hepatis* verlaufen dann unter diesem Bindegewebsstreifen, welcher als Richetsche Faszie bezeichnet wird, und den Umbilikalkanal oder Richetschen Kanal abdominalwärts begrenzt. Man hat ihm eine besondere Bedeutung beim Zustandekommen der Hernia umbilicalis, allerdings mit Unrecht, zugemutet. Die Richetsche Faszie endet fast ausnahmslos oberhalb des oberen Randes des Umbilikalringes.

Innerhalb der Facies alba existieren eine Reihe von präformierten Öffnungen, durch welche die subserösen Venen der vorderen Bauchwand mit jenen des Integuments durch perforierende Äste in Verbindung treten. Diese Öffnungen können sich erweitern und zum Austritte von kleineren oder größeren subserösen Fettläppchen dienen. Solche Fettbrüche ziehen an dem benachbarten Peritonaeum, so daß auch dieses divertikelartig in die Öffnung hineingezogen werden kann. Der Zug am Peritonaeum kann Symptome auslösen, welche Inkarzerationszeichen ziemlich ähnlich sehen.

Im Bereiche der Facies alba kann es durch Überdehnung ebenfalls zur Hernienbildung kommen, unter Umständen gerade in jener Partie, welche sich unmittelbar an den Umbilicus anschließt. Tatsache ist, daß die Umbilikalhernie meist derart gelagert ist, daß der Bruchinhalt in dem Spatium oberhalb des Ligamentum umbilicale auftritt, so daß das *Ligamentum teres hepatis*, meist nach rechts deviierend, um den Bruchring herumläuft. Der Bruchsack der Umbilikalhernie besteht nach dem Gesagten aus dem Peritonaeum und der Haut. Zwischen diesen beiden Schichten befindet sich Bindegewebe als Rest der überdehnten Umbilikalnarbe. Gerade dieser Umstand erklärt die besondere Adhärenz des peritonaealen Bruchsackes an den kutanen, ein Zusammenhang, der vielfach auf entzündliche Erscheinungen zurückgeführt wird und es begreiflich macht, daß bei der Exzision des peritonaealen Bruchsackes meist auch ein Teil der Kutis mit entfernt werden muß. Die Erweiterung des Bruchringes, welcher in seinem unteren Rande in den allermeisten Fällen dem unteren Rande des Nabelringes entspricht, kann nach den verschiedensten Richtungen vorgenommen werden, empfiehlt sich aber zur Schonung der den Bruchring seitwärts umgebenden Musculi recti hauptsächlich senkrecht nach oben.

Nach dem bisher Angeführten ist die operative Freilegung der Hernie eine höchst einfache. In dem meist fettreichen Unterhautbindegewebe begegnet man den *Venae parumbilicales*, kommt dann auf die Facies alba und die vordere Wand der Rektusscheide. Nach der Eröffnung des Bruchsackes ist noch auf das Ligamentum teres hepatis insoferne zu achten, als dasselbe, wenn auch selten, einen wegsamen Rest der *Vena umbilicalis* enthalten kann, welcher mit dem linken Pfortaderast in offener Kommunikation sein kann. Auch in den Fällen, in welchen die Vene in ihrem Umbilikalanteil vollkommen obliteriert ist, enthält das Ligamentum umbilicale eine oder mehrere ziemlich mächtige subseröse Venen. Die Nachblutungen aus der Umbilikalvene oder aus den eben angeführten subserösen Venen können unter Umständen besonders mächtig sein. Daher empfiehlt es sich, vor dem Verschluß der Bauchwand das Ligamentum teres hepatis in eine Ligatur zu fassen. Der Verschluß der Bauchwand geschieht nach den verschiedensten Methoden, auf welche aber hier nicht eingegangen werden kann.

Die zweite Stelle, an welcher es zur Etablierung einer typischen Hernie kommt, ist die **Inguinalregion.** Auch hier ist die in der Architektur der Bauchwand gelegene Prädisposition in letzter Linie begründet in der Passage eines Organs durch die Bauchwand hindurch. Wir wollen uns hier keinesfalls darüber auslassen, welche Faktoren in der Phylogenese für den Descensus testiculi und die damit einhergehende Ausstülpung sämtlicher Schichten der Bauchwand maßgebend waren, sondern wollen nur anführen, daß Descensus testiculi einerseits, die Bildung eines für diesen Descensus notwendigen Kanales andererseits untereinander in ursächlichem Zusammenhang gestanden sein müssen. Betont sei aber, daß von einer passiven Ausstülpung der vorderen Bauchwand durch den nach abwärts ziehenden oder gezogenen Testikel in der Ontogenese nicht die Rede sein kann. Das Gubernaculum Hunteri zieht den Testikel sicher nicht nach abwärts. Ebensowenig ist für die Etablierung eines Inguinalkanales der Durchtritt des Hodens durch diesen Kanal notwendig, wenigstens kann man beobachten, daß es auch in den Fällen, in welchen der Hoden im Abdomen liegen bleibt, zur Ausstülpung eines Inguinalkanales kommt. Von einer aktiven Vorstülpung durch den Hoden selbst kann also nicht gesprochen werden.

Der Aufbau des **Inguinalkanales** ist ein äußerst komplizierter schon deshalb, weil es sich nicht um einen normal auf die Wand gestellten Kanal handelt, sondern weil der Inguinalkanal sämtliche Schichten der Bauchwand in schräger Richtung durchsetzt. Man hat deshalb vielfach den Canalis inguinalis als einen Schrägkanal bezeichnet. Zu dieser Komplikation kommt noch hinzu, daß die einzelnen Schichten der Bauchwand selbst wieder an der Stelle ihrer Ausstülpung kompliziert gebaut sind, so daß sie vielfach gegeneinander kaum abgrenzbar sind und daß die Variabilität in der Entwickelung ihrer Elemente eine besonders hohe ist. Nicht wenig hat zu dieser Kompliziertheit beigetragen das Bestreben der Anatomen und Chirurgen, die einzelnen Schichten zu sondern, die einzelnen Bindegewebszüge in denselben zu benennen, zu klassifizieren, bestimmten Schichten zuzuweisen und so ein schematisches Bild vom Aufbau dieses Anteiles der vorderen Bauchwand zu geben. So interessant es vom morphologischen Standpunkt wäre, eine genaue Schilderung der hier in Betracht kommenden Verhältnisse zu geben, so gleichgültig ist diese Angelegenheit für die chirurgische Darstellung dieser Region. Hier kommt es nicht darauf an, zu entscheiden, ob beispielsweise das Hesselbachsche Band der Fascia transversa abdominis angehört, ja ob es überhaupt eine Fascia transversa abdominis im Sinne dieser oder jener Autoren an dieser Stelle gibt, sondern hier kommt es nur darauf an, jene topographischen Beziehungen festzulegen, welche während der Herniotomie die Handlungsweise des Operateurs bestimmen können.

Von einem Inguinalkanal als einem Canal sensu strictiori kann man natürlich nur dann sprechen, wenn man den im organischen Zusammenhange mit der vorderen Bauchwand befindlichen *Funiculus spermaticus* auslöst resp. an der Durchbruchsstelle durch die vordere Bauchwand entfernt. Erst dadurch erhält man den sogenannten Inguinalkanal, der selbstverständlich ein inneres und ein äußeres Ende haben muß, welche selbst wieder, entsprechend der schrägen Durchsetzung des Kanals, ovaläre Gestalt besitzen. Und da der Canalis inguinalis von lateral oben innen nach medial unten außen die Bauchwand durchsetzt, so hat seine innere Öffnung nur medial eine scharfrandige Begrenzung, seine äußere Öffnung nur lateral. Man spricht dann von einem *Annulus inguinalis subcutaneus* und einem *Annulus inguinalis abdominalis.* Solange der Inguinalkanal das denselben durchsetzende peritonaeale Divertikel, den *Processus vaginalis* in offenem Zustand birgt, kann man allerdings von einem die Bauchwand durchsetzenden Kanal sprechen, zu welchem dann ein innerer Zugang führt, an welchem aber ein der äußeren Fläche der muskulösen vorderen Bauchwand entsprechender äußerer Ring nicht vorhanden ist, da dieser Processus vaginalis erst jenseits der Passage der Bauchwand blind endigt. Ist einmal der Processus vaginalis obliteriert und zum bindegewebigen *Ligamentum vaginale* umgewandelt, dann existiert ein innerer Leistenring überhaupt nicht. Dann können wir auch nicht von einem Annulus inguinalis internus sprechen, insolange wir nicht die diese Durchbruchsstelle vollkommen erfüllenden Gebilde entfernen und so einen künstlichen Kanal schaffen. Ebensowenig gibt es einen Annulus inguinalis subcutaneus, wenn wir uns darunter eine ringförmig begrenzte Öffnung vorstellen. Das, was bei der chirurgischen Untersuchung des „Inguinalkanales" von dem tastenden Finger als Rand oder Annulus inguinalis externus gefühlt wird, ist nicht der freie Rand der Aponeurose des Musculus obliquus externus, sondern ist der Umstülpungsrand des dünnen Anteiles dieser Aponeurose, id est der *Fascia Cooperi*, in den dicken Anteil.

Die eigentümliche Textur der vorderen Bauchwand medial von der Durchbruchstelle des Funniculus spermaticus bis zur Rektusscheide bringt es mit sich, daß die hintere Wand des Inguinalkanales hauptsächlich aus Bindegewebe besteht und schon deshalb dem Abdominaldruck unter Umständen weniger Stand halten kann, weil an der korrespondierenden Stelle die bis dahin kräftig entwickelte vordere Wand des Leistenkanales entsprechend dem sogenannten Annulus inguinalis externus an Widerstandsfähigkeit ganz besonders einbüßt.

Im allgemeinen existieren zwei Möglichkeiten für die Entwickelung der Hernia inguinalis. Erstens ein neugeschaffenes oder das ursprünglich vorhandene peritonaeale Divertikel, der Processus vaginalis, wird zum Austritt von Eingeweidenstücken längs des Funniculus spermaticus benützt. Dieser Austritt erfolgt also in schräger Richtung, wie man zu sagen pflegt unter Passage des ganzen Inguinalkanales. Man nennt eine solche Hernie eine *Hernia inguinalis obliqua seu indirecta*. Die zweite Möglichkeit ist die, daß die schon früher erwähnte, durch geringere Resistenz ausgezeichnete Stelle, welche dem Annulus inguinalis subcutaneus entspricht, vom Abdominaldruck direkt vorgestülpt wird. Man spricht dann von einer *Hernia inguinalis directa*.

Bevor wir an die Darlegung des Schichtenbaues in der Regio inguinalis gehen, empfiehlt es sich, das Verhalten des Peritonaeums an dieser Stelle des genaueren darzustellen schon deshalb, weil dieses Verhältnis auch bei der Besprechung der Kruralhernie sowie bei der Anatomie der Sectio alta vesicae in Betracht kommt (Abb. 38). Das oberhalb des Nabels mit der vorderen Bauchwand straff zusammenhängende Peritonaeum zeigt in seiner Fixation kaudal vom Nabel insoferne eine Veränderung, als die Subserosa im allgemeinen lockerer wird, um so lockerer, je mehr wir uns der Leibesmitte nähern. Betrachtet man die Innenfläche der vorderen Bauchwand von der dorsalen Seite aus, so sieht man zunächst die vom Nabel zum Scheitel der Blase hinunterziehende *Plica umbilicalis medialis*, den obliterierten Urachus enthaltend. Zu beiden Seiten entspringen am Nabel zwei weitere Falten, *Plicae umbilicales laterales*, die manchmal gekröseartig aufgehoben erscheinen, und das Rudiment der Arteria umbilicalis beherbergen. Diese Falten ziehen jederseits nach abwärts und ein wenig auswärts, erreichen das Becken und verschwinden hier an der seitlichen Beckenwand. Zwischen der medianen und der lateralen Umbilikalfalte sinkt das ganz locker fixierte Peritonaeum knapp oberhalb der Blase ein wenig ein, zur *Fossa supravesicalis*. Die Gestalt dieser Grube ist vom Füllungszustand der Blase und von den individuellen Varianten in der Höhenentwickelung der Plica umbilicalis lateralis abhängig.

Seitlich von dieser Falte zieht das hier ein wenig besser fixierte Peritonaeum über die vordere Bauchwand nach abwärts, wird immer lockerer und beweglicher festgeheftet und schlägt sich in einer schief von innen unten nach außen oben ziehenden Linie auf die hintere Bauchwand um. Es entsteht daselbst eine Furche, die peritonaeale Inguinalfurche. Tastet man die Tiefe dieser Furche ab, so fühlt man deutlich die Resistenz des *Ligamentum inguinale Pouparti.*

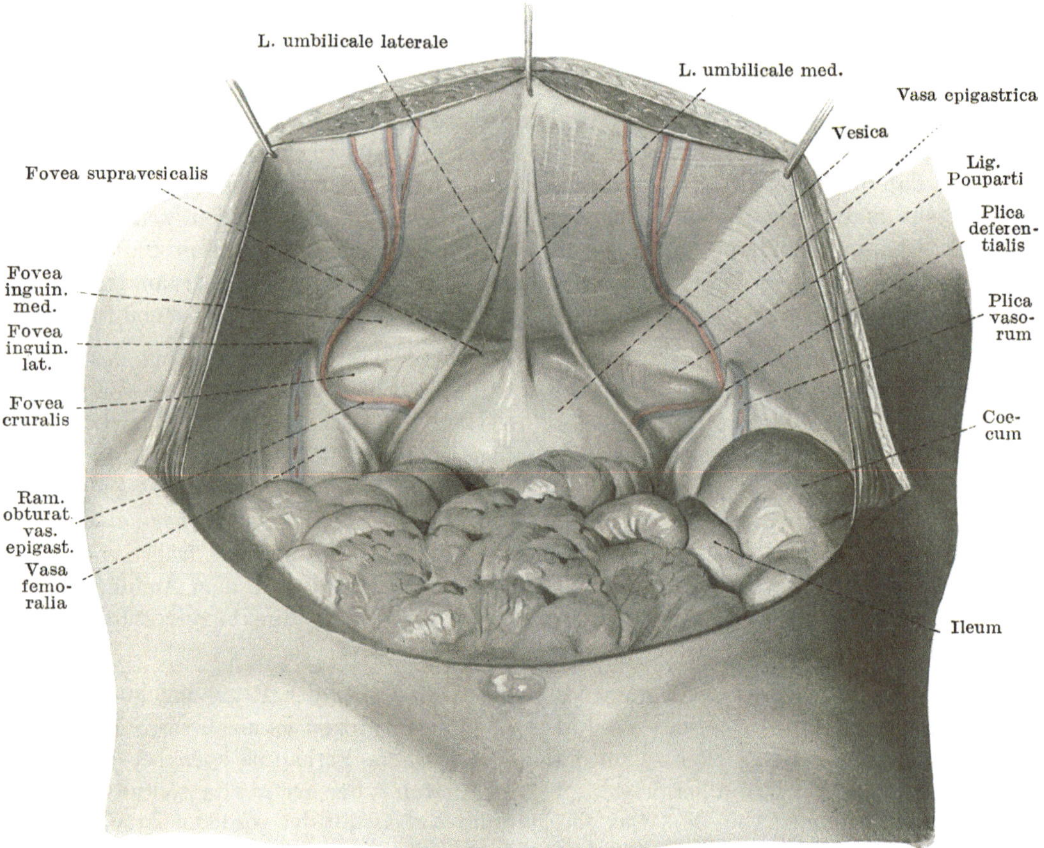

Abb. 38. Das Verhalten des Peritonaeums der vorderen Bauchwand in der Regio inguinalis von innen und oben gesehen. Die vordere Bauchwand ist knapp unterhalb des Nabels quer durchschnitten. Der untere Lappen ist aufgehoben.

Gerade dort, wo an der Übergangsstelle der vorderen Bauchwand in die hintere, diese selbst beckenwärts an der Linea terminalis abschwenkt, entsteht an der vorderen Bauchwand eine niedrige Falte, welche schräg nach oben und innen ein Stück weit zu verfolgen ist. Ihr Inhalt ist durch die Vasa epigastrica gegeben, man nennt sie auch deshalb *Plica epigastrica.* Zwischen ihr und der Plica umbilicalis lateralis sinkt das Peritonaeum ein wenig ein, und zwar einmal oberhalb und einmal unterhalb des sehr deutlich abtastbaren, oft auch sichtbaren Ligamentum Pouparti. Die oberhalb des Ligamentum Pouparti gelegene Vertiefung ist die *Fovea inguinalis medialis*, die unterhalb gelegene die *Fovea femoralis.*

Die Fovea inguinalis medialis ist jene Stelle, an welcher sich die Hernia inguinalis directa ausstülpt, die Fovea femoralis jene, an welcher die Hernia cruralis entsteht. Auch hier läßt sich zeigen, daß das Peritonaeum mit der Unterlage besonders leicht verschieblich verbunden ist.

Lateral von der Plica epigastrica sehen wir die vordere Bauchwand neuerdings ein wenig vertieft *Fovea inguinalis lateralis.* Diese Stelle ist aber nicht nur durch ihre Vertiefung, sondern durch eine ganze Reihe distinkter

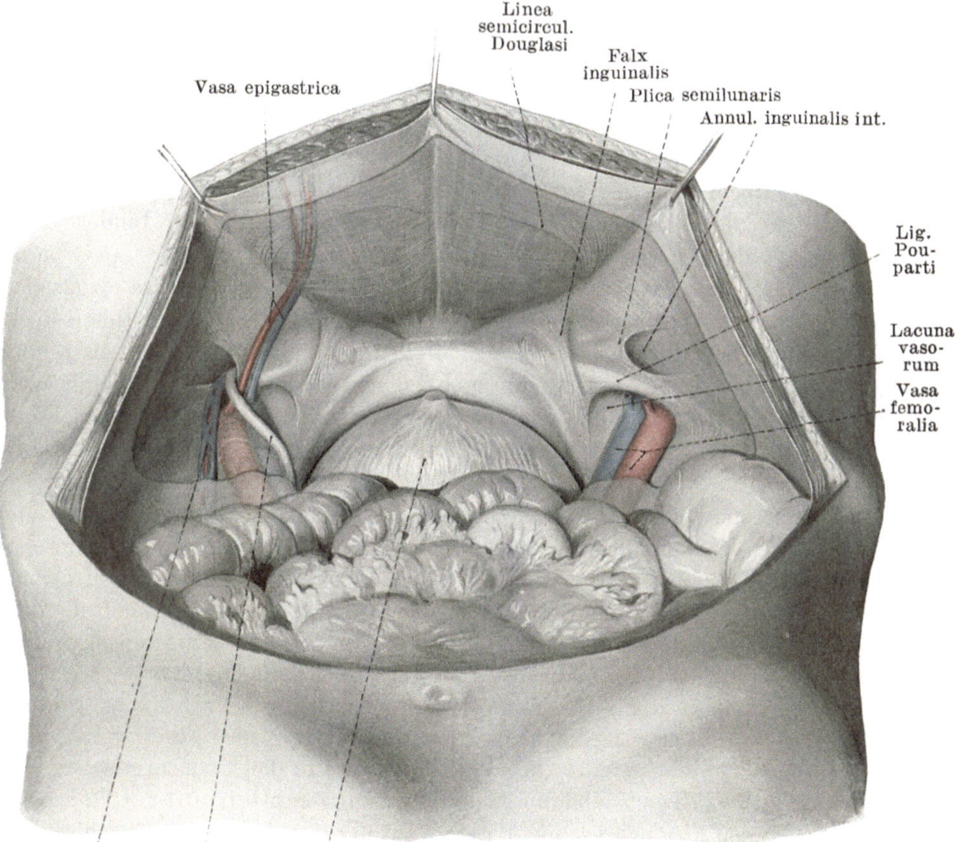

Abb. 39. Das Verhalten der Gebilde der vorderen Bauchwand in der Regio inguinalis von innen und oben gesehen. Die vordere Bauchwand ist knapp unterhalb des Nabels quer durchschnitten. Der untere Lappen ist aufgehoben, das Peritonaeum daselbst entfernt.

morphologischer Eigenschaften charakterisiert. Erstens sieht man daselbst fast ausnahmslos eine weißliche narbige Verdichtung des Peritonaeums, die Verschlußstelle des Processus vaginalis, *Cicatricula physiologica processus vaginalis.* Vielfach bemerkt man bei genauerer Untersuchung daselbst noch eine kleine Lücke, durch welche man unter Umständen mit einer Sonde in einen kürzeren oder längeren Kanal, einen Rest des Processus vaginalis gelangen kann. Das zweite Charakteristikum ist eine niedrige Falte, welche, aus dem Becken aufsteigend die Hervorragung der Arteria und Vena iliaca externa überkreuzt und gegen die Fovea inguinalis lateralis zieht. In dieser variabel entwickelten Falte sieht und tastet man den Ductus deferens — *Plica deferentialis.* Sie verschwindet an der Stelle der Narbe. An der hinteren Bauchwand sieht man durch das Peritonaeum hindurch, manchmal in einer niederen Falte, *Plica vasorum,* gelegen, die Vasa spermatica interna gegen die Fovea inguinalis lateralis nach abwärts ziehen. Plica deferentialis und Plica vasorum treffen sich an der Stelle der Cicatrix. Ihr Inhalt vereinigt sich eben erst an dieser Stelle zum *Funiculus spermaticus.* Die Stelle der Fovea inguinalis lateralis ist die Ausstülpungsstelle der Hernia inguinalis obliqua.

Versucht man nun das Peritonaeum dieser ganzen Region abzulösen, so gelingt dies sehr leicht. Lockeres, in weiten Maschen gewebtes Bindegewebe heftet hier das Peritonaeum an die Unterlage. Nur an einer Stelle ist diese Verbindung eine straffe, d. i. an der Stelle der Cicatrix, und bei genauerer Präparation gelingt es leicht zu zeigen, daß dort ein isolierbarer Bindegewebszug von der Außenfläche des Peritonaeums entspringt und, sich dem Funiculus spermaticus zugesellend, im Inguinalkanal verschwindet. Dieser Bindegewebszug, das Rudiment des obliterierten Processus vaginalis, ist das *Ligamentum vaginale.* Das umgebende lockere Bindegewebe, in welchem die Vasa epigastrica eingebettet sind, geht medialwärts in das Bindegewebe des Cavum Retzii über. Es steht mit der bindegewebigen Scheide der Vasa iliaca und mit dem Bindegewebspfropf, der den Kruralkanal abschließt, im Zusammenhang, umhüllt auch die Vasa spermatica und den Ductus deferens und folgt schließlich dem Funiculus spermaticus. Erst wenn man an der Durchbruchsstelle des Funiculus dieses Bindegewebe zurechtzupft und teilweise entfernt, den Funiculus selbst freimacht, erhält man den immer wieder beschriebenen Annulus inguinalis abdominalis.

Nach der vollkommenen Entfernung des eben dargestellten Bindegewebsbestandes (Abb. 39) tritt die Innenfläche der muskulösen vorderen Bauchwand zutage. Man sieht dann den Zug des Ligamentum Pouparti, die Anheftung desselben an das Schambein und die unter dem Ligament in der Tiefe verschwindenden Vasa femoralia. Kranialwärts vom Ligament erscheint entsprechend der Fovea inguinalis medialis ein sehr variabel entwickeltes sehniges Bindegewebsblatt, das sich unscharf medialwärts gegen die Rektusscheide absetzt, nach aufwärts aber, allerdings wieder individuell variabel, in den aponeurotischen Teil des Musculus transversus abdominis und die Linea semicircularis Douglasi fortsetzt. Auch hier will ich nicht weiter auf die morphologische Zugehörigkeit u. dgl. eingehen. Den am meisten vorspringenden straffen Abschnitt hat man als *Falx inguinalis* bezeichnet, von der man dann sagt, daß sie den Hintergrund der äußeren Leistenöffnung bildet. Von ihrer stärkeren oder geringeren Ausbildung hat man die Wahrscheinlichkeit der Entstehung einer Hernia directa deduziert.

Lateralwärts sehen wir diesen Bindegewebsbestand nicht selten durch einen winkelig abgebogenen Zug gedrängteren Bindegewebes begrenzt. Der eine Schenkel des Winkels zieht in kraniokaudaler Richtung, der andere geht mehr horizontal in das Ligamentum Pouparti über. Auch bezüglich dieses Zuges existieren die gröbsten Meinungsdifferenzen. Man hat ihn im allgemeinen als *Ligamentum interfoveolare Hesselbachi* bezeichnet und ihn auch in einen gewissen Zusammenhang gebracht mit der medialen Abgrenzung des inneren Leistenringes.

Das bindegewebige Substrat der ganzen Gegend zeigt aber insoferne eine Differenz gegenüber der seitlich gelegenen muskulösen Partie, als sich zeigen läßt, daß hier unter der subserösen Bindegewebslage keine selbständige Faszie mehr vorhanden ist, sondern daß vielmehr die *Fascia transversalis* dort endet, wo sie eben als eine Muskelfaszie des Transversus abdominis enden muß, d. h. an der Grenze zwischen der Muskulatur und der Aponeurose. Der den inneren Leistenring medialwärts umgreifende scharfe Rand — für unsere Betrachtung gleichgültig, welchem Stratum angehörig — wird als *Plica semilunaris* bezeichnet. Die Plica semilunaris umgreift den Funiculus spermaticus resp. die mit ihm ausgestülpte Hernie halbringförmig von innen und unten. Wenn man den Inhalt des Canalis inguinalis entfernt, indem man nach Durchtrennung des Funiculus denselben von außen her herauszieht und den Kanal selbst von innen her sondiert, so bekommt man die hintere Wand des Inguinalkanales auf die Sonde und kann sich davon überzeugen, daß diese Wand in den meisten Fällen sehr schwach und bindegewebiger Natur ist. Die Präparation dieser Wand lehrt, daß vor diesem Bindegewebe sich noch variabel entwickelte Muskelfasern befinden.

Gehen wir nach der Schilderung des inneren Zuganges zum Leistenkanal und seiner hinteren Wand an die Besprechung der Inguinalgegend bei der Darstellung von außen her (Abb. 40). Nach der Entfernung der Haut gelangen wir auf die in der Subkutis verlaufenden Gefäße, von welchen die gegen die Vena saphena ziehende *Vena tegumentosa* von der Nabelgegend schräg nach außen und unten lateral vom Annulus inguinalis subcutaneus vorbeiläuft. Noch weiter seitlich sehen wir die *Arteria* und *Vena epigastrica superficialis*, eventuell einen kleinen aufsteigenden Ast der Arteria circumflexa ilium superficialis. Entfernt man diese Gebilde zusammen mit der Subkutis, so kommt die glatte glänzende Aponeurose des Musculus obliquus externus zum Vorschein, welche sich gegen den Schenkel in Form des *Ligamentum inguinale Pouparti* scharfrandig absetzt. In der Aponeurose kann man schon hoch oben zwei Züge unterscheiden, von welchen der eine seine Fasern zum Ligamentum inguinale sendet, während der andere zur Rektusscheide, resp. bis hinunter zum Tuberculum pubicum reicht, nach oben aber in ununterbrochener Kontinuität sich in den übrigen Anteil der Aponeurose fortsetzt. Der Zusammenhang des oberen und des unteren Zuges geschieht durch mit diesem Zug parallel gerichtete Bindegewebsfasern, die allerdings viel schwächer entwickelt sind, so daß gerade an dieser Stelle die darunter gelegene Muskulatur des Obliquus internus durchschimmert. Verstärkt erscheinen diese Fasern hauptsächlich gegen den Winkel zwischen Ligamentum Pouparti und lateralen Rand der Rektusscheide durch bogenförmig verlaufende distinkte Bindegewebszüge, welche als *Fibrae intercrurales* bezeichnet werden. Dort, wo nun der Funiculus spermaticus bei dem schiefen Durchbruch durch die vordere Bauchwand bis an die Schichte der Aponeurose des Musculus obliquus externus gelangt, wird diese Aponeurose ganz dünn, deckt die Gebilde des Funiculus und zieht mit ihnen skrotalwärts, indem sie dieselben als *Fascia cremasterica Cooperi* umhüllt. Die Übergangsstelle des dicken Anteils in diese Fascia Cooperi repräsentiert den Annulus inguinalis subcutaneus, der Umsatzrand wird dann zu den sogenannten Crura des Annulus inguinalis. Von einer veritablen Öffnung in der Kontinuität der Aponeurose kann natürlich nicht die Rede sein. Man sieht durch ihren dünnen Anteil den Funiculus spermaticus. nicht selten von einem distinkten Fettpolster begleitet, und an seinem lateralen Rand den *Nervus ilioinguinalis* erscheinen.

Durchschneidet man die Aponeurose parallel zum Ligamentum Pouparti fingerbreit darüber und legt die Aponeurose zurück, so erscheint das Muskelfleisch des *Musculus obliquus internus,* auf ihm gelegen der eben zitierte Nervus

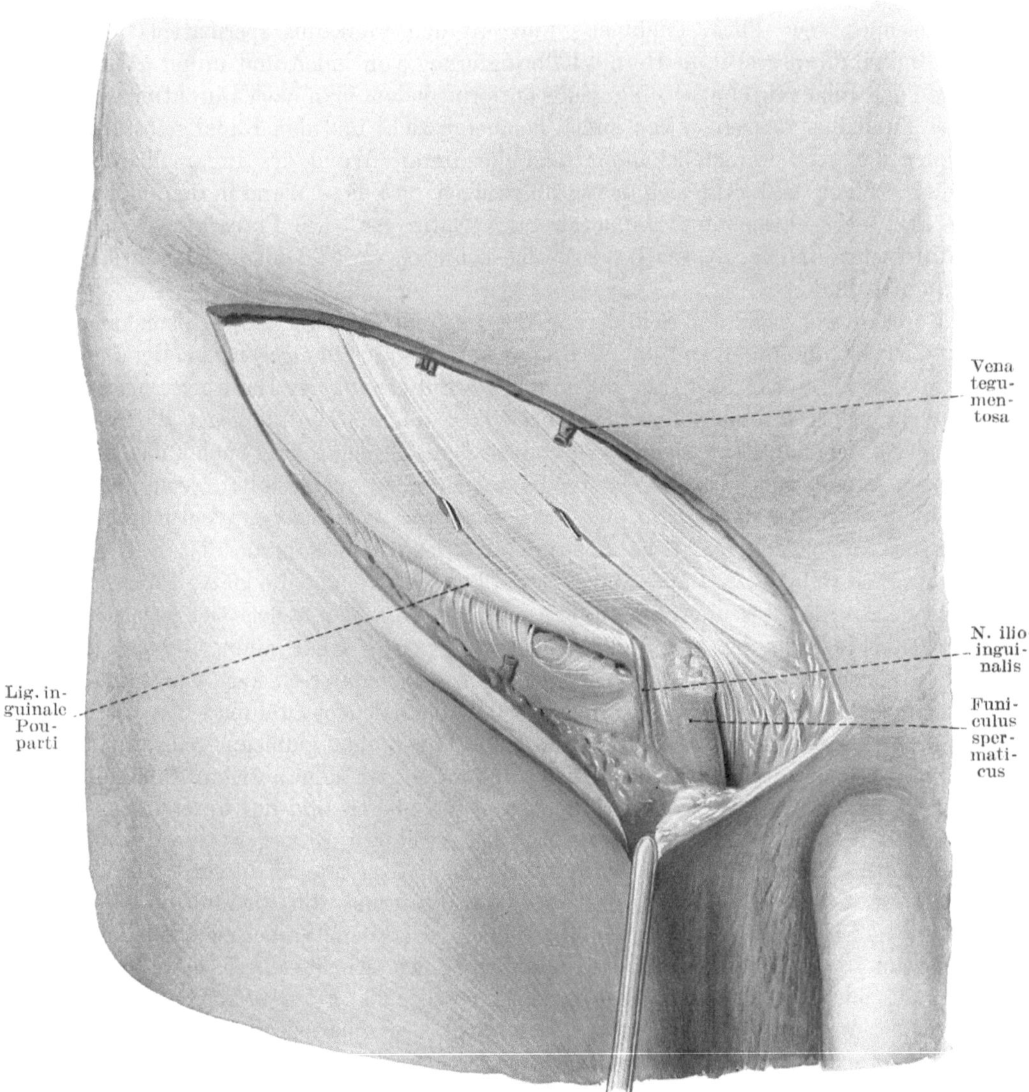

Abb. 40. Darstellung des Leistenkanals von außen. I. Schicht. An dem medialen Rand des Samenstranges sieht man durch die Fascia Cooperi hindurch das Fettpolster.

ilioinguinalis, der weiter lateralwärts die Muskulatur durchbricht und verschwindet (Abb. 41). Die nach abwärts steigenden Fasern des Musculus obliquus internus enden teils am Ligamentum inguinale, teils begleiten sie in direkter Fortsetzung den Funiculus spermaticus, diesem hauptsächlich lateral angelagert, als *Musculus cremaster,* teils enden sie am lateralen Rand der Rektusscheide in continuo mit den darüber gelagerten Fasern desselben Muskels. Die Fasern des Musculus cremaster sind meistens blässer und schon dadurch charakterisiert.

Hebt man den Samenstrang zusammen mit dem ihn mehr minder umkleidenden Musculus cremaster auf und verlagert ihn lateralwärts, so sieht man wie der Rand der Aponeurose des Obliquus externus und der ihm zugehörige Anteil des Ligamentum Pouparti unter dem Samenstrang vorbei löffelartig verbreitert und umgebogen gegen die vordere Wand der Rektusscheide aus-

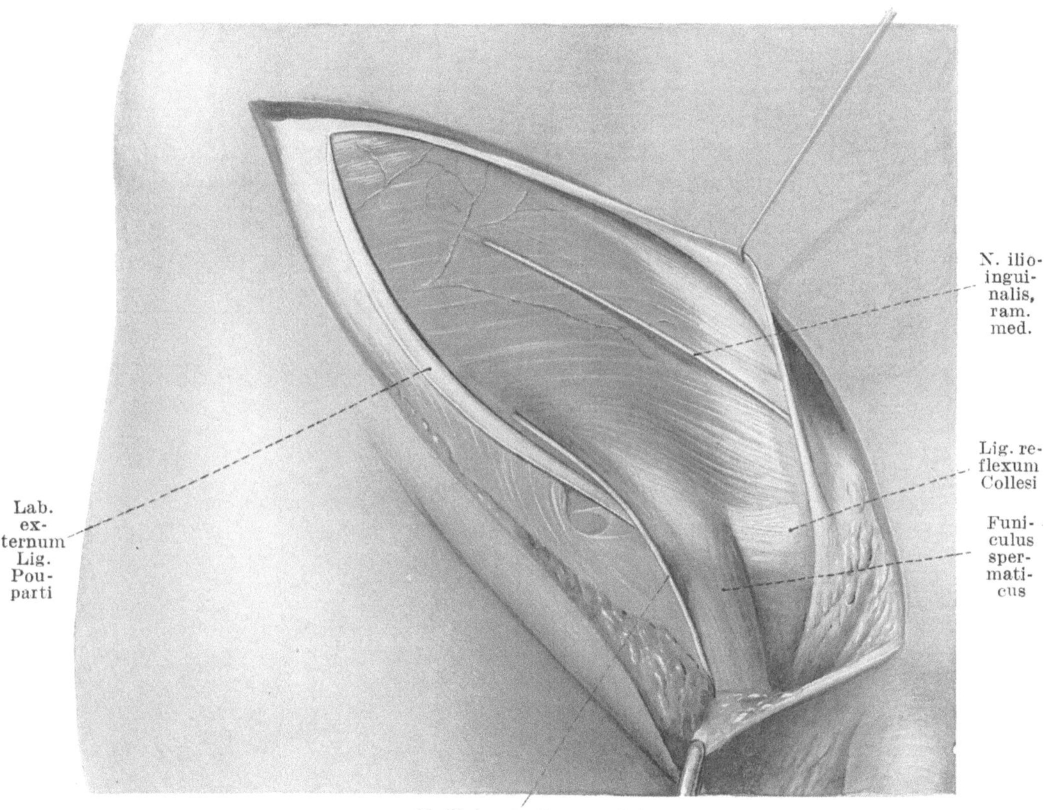

Abb. 41. Darstellung des Leistenkanals von außen. II. Schicht. Die Aponeurose des M. obliquus externus wurde parallel zum Lig. Pouparti durchschnitten; die beiden Ränder sind umgelegt.

strahlen und so von medial her den Annulus inguinalis externus flankieren. Diesen nach aufwärts ausstrahlenden Zug bezeichnet man auch als *Ligamentum reflexum Collesi*. Bei dieser Verlagerung kommt oberhalb des Samenstranges und medial von ihm noch Muskulatur zum Vorschein, zugehörig dem Musculus obliquus internus und den mit ihm hier vereinigten Transversus abdominis, welche gegen die Rektusscheide ausstrahlt. Vielfach sind diese Muskelbündel so schwach, daß zwischen ihren Zügen die bindegewebige hintere Wand des Leistenkanales erscheint.

Folgt man dem Spalt, durch welchen der Samenstrang austritt, indem man die Muskeln durchschneidet und entfernt, so gelangt man an die letzte bindegewebige Hülle des Samenstranges, welche an ihrer äußeren Zirkumferenz ohne Grenze in die Fascia transversa abdominis übergeht und daselbst durch stärkere Bindegewebszüge verstärkt ist (Abb. 42). Man hat diese Schicht als

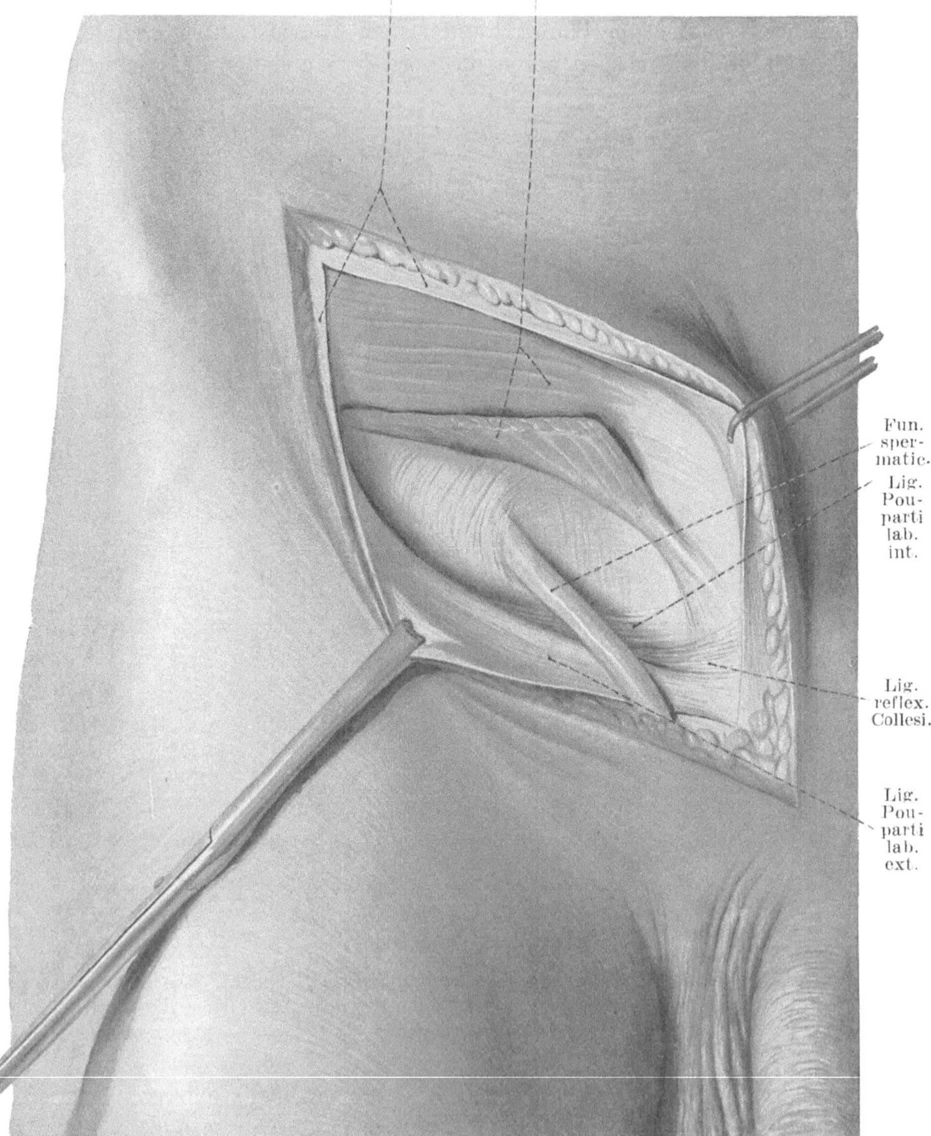

Abb. 42. Darstellung des Leistenkanals von außen III. Schicht. Die Muskulatur ist entfernt. Man sieht die Durchtrittstelle des Fun. spermaticus und das Verhalten der Tun. vaginalis communis.

Tunica vaginalis communis bezeichnet. Es gelingt bei vorsichtiger Präparation, vor allem, wenn man den Funiculus spermaticus nach außen und oben lagert, zu zeigen, daß diese Schicht kontinuierlich in den medial vom Annulus inguinalis abdominalis beschriebenen Bindegewebsbestand übergeht, so daß man auch tatsächlich den Übergang in die hintere Wand des Leistenkanales an dieser Stelle verfolgen kann. Dabei ist es wieder für unsere Zwecke gleichgültig, wieweit sich am Aufbau dieser Wand die Fascia transversa abdominis beteiligt. Alles in allem kann man wohl sagen, daß der Schlitzkanal, durch welchen der Funiculus spermaticus hindurchzieht, vorne eine durch die mächtige Aponeurose des Musculus obliquus externus und dem Hauptanteil der Muskulatur gebildete widerstandsfähige Wand besitzt, während seine hintere Wand durch das schon beschriebene Bindegewebslager und die wenigen daselbst endigenden Muskelbündel dargestellt wird. Da die vordere und die hintere Wand an dem Bindegewebsapparat des Ligamentum Pouparti nicht in demselben Niveau enden, so teilt sich das Ligamentum selbst nach aufwärts in zwei Lippen, ein Labium internum und ein Labium externum, von welchen letzteres in die vordere, ersteres in die hintere Wand des Leistenkanals übergeht. Zwischen beiden Lippen befindet sich eine Furche, welche gleichzeitig die kaudale Wand des Leistenkanals bildet.

Der eben beschriebene Leistenkanal wird bei der Passage durch eine Hernia obliqua nicht nur ausgeweitet, sondern auch in seinem Längsdurchmesser verkürzt. Es rücken gleichsam der Annulus inguinalis internus und externus aneinander. In der hinteren Wand dieses so verkürzten Kanales liegen nun die Vasa epigastrica, welche den inneren Bruchring medialwärts umgreifen. Ganz anders liegen die Verhältnisse bei der Hernia inguinalis directa, bei welcher der Bruchkanal, von Haus aus normal auf die vordere Bauchwand gestellt, sehr kurz ist, entsprechend der direkten Aufeinanderfolge der einzelnen Schichten. Bei dieser Art der Hernie liegen die Vasa epigastrica lateral vom Bruchring. Bei beiden Hernien aber liegt schenkelwärts das Ligamentum Pouparti.

Es kann nicht meine Aufgabe sein, hier auf die mechanischen Vorgänge bei der Entwickelung der Inguinalhernien einzugehen, obwohl sich meiner Meinung nach nur aus der Betrachtung dieser mechanischen Vorgänge die ätiologischen Operationsverfahren, in deren Besitz wir sind, erklären lassen. Die chirurgische Freilegung der Hernie fördert von den eben beschriebenen Schichtenbildungen nur äußerst wenig zutage, da es eben durch die Hernienbildung zur Umlagerung und Atrophie der Muskulatur, andererseits zu weitgehenden Veränderungen im Bindegewebsbestand im Sinne von Verstärkung der einen, Schwächung der anderen Bindegewebszüge kommt. Nach der Durchtrennung der Haut und der Versorgung der subkutanen Gefäße liegt die Aponeurose des Obliquus externus frei. Ist diese lege artis durchsetzt, so kommt man auf die Muskelschicht und den Nervus ilioinguinalis. Die rudimentäre Muskulatur wird entfernt und damit erscheint der Bruchsack, eingehüllt von einem dichten Bindegewebslager, nach dessen Durchschneidung man erst auf das Peritonaeum gelangt. Bei der Erweiterung des Inkarzerationsringes ist natürlich die Lagebeziehung desselben zu den Vasa epigastrica genau zu berücksichtigen. An die Befreiung des Inhaltes von der Inkarzeration schließt sich dann wohl in den meisten Fällen die Radikaloperation nach der einen oder anderen Methode, deren Darlegung Aufgabe der Operationslehre ist.

VIII. Vorlesung.

Operationen am Digestionstrakt.

Hernia cruralis.

Wir haben schon gelegentlich der Schilderung der peritonaealen Verhältnisse im Bereiche des unteren Abschnittes der vorderen Bauchwand die Fovea cruralis als Ausstülpungsstelle der **Hernia cruralis** kurz erwähnt und gesagt, daß es sich hier um eine mehr minder flache Delle handelt, deren obere Grenze durch den Vorsprung des Ligamentum inguinale noch am deutlichsten gegeben ist. Diese Grube liegt dabei medial von dem Gefäßwulst, der durch die Arteria und Vena iliaca externa vorgeworfen wird. Bevor wir an die Beschreibung der außerhalb vom Peritonaeum der Fovea cruralis gelegenen Gebilde gehen, ist es notwendig, einiges über den Rahmen jener Öffnungen zu sagen, durch welche die aus der Bauchhöhle gegen den Oberschenkel ziehenden Gebilde passieren. Hierbei ist zu bemerken, daß alle diese Gebilde retroperitonaeal gelagert sind.

Das von der Spina iliaca anterior superior zum Tuberculum pubicum ziehende Leistenband begrenzt mit dem Knochenrande eine unregelmäßig gestaltete Öffnung, deren ventraler Rand entsprechend der Spannung des Ligaments fast geradlinig verläuft, während der dorsale Rand durch die Vorwölbung der *Eminentia iliopectinea* in zwei ventralkonkav ausgeschnittene Anteile zerfällt. Der laterale Winkel dieser großen Öffnung ist spitz, das mediale Ende ist durch das daselbst befindliche *Ligamentum Gimbernati* abgerundet. Durch diese Öffnung gelangen der Musculus iliopsoas, der Nervus femoralis, die Arteria und Vena femoralis sowie die Lymphgefäße aus dem Abdomen an die Vorderfläche des Oberschenkels. Die den *Musculus iliopsoas* und den zwischen den beiden Anteilen desselben gelegenen *Nervus femoralis* umfassende Faszie ist an der Durchtrittsstelle verstärkt und mit dem Ligamentum Pouparti eng verwoben. Sie reicht naturgemäß am medialen Abhang des Muskels vom Ligamentum inguinale bis an den Knochen, wo sie sich mit dem Periost und dem das Periost verstärkenden *Ligamentum pubicum Cooperi* vereinigt. Der ganze schief von außen vorne nach hinten innen verlaufende Bindegewebszug wird als *Ligamentum iliopectineum* bezeichnet und unterteilt die große Öffnung zwischen Ligamentum Pouparti und Knochen in zwei Anteile, von welchen der laterale *Lacuna musculorum*, der mediale *Lacuna vasorum* benannt wird. Die starke Verwachsung der Fascia iliaca mit dem lateralen Anteil des Ligamentum inguinale einerseits, der Umstand, daß der Muskel das ihm zugehörige Fach vollkommen ausfüllt, andererseits, macht es begreiflich, daß es an dieser Stelle nicht zur Etablierung von Hernien kommen kann; die durch die Lacuna musculorum passierenden pathologischen Prozesse sind fast ausschließlich Psoasabszesse.

Der Rahmen, durch welchen es zur Ausstülpung der Hernia cruralis kommen kann, ist die Lacuna vasorum, mit deren Umrandung wir uns nunmehr zu

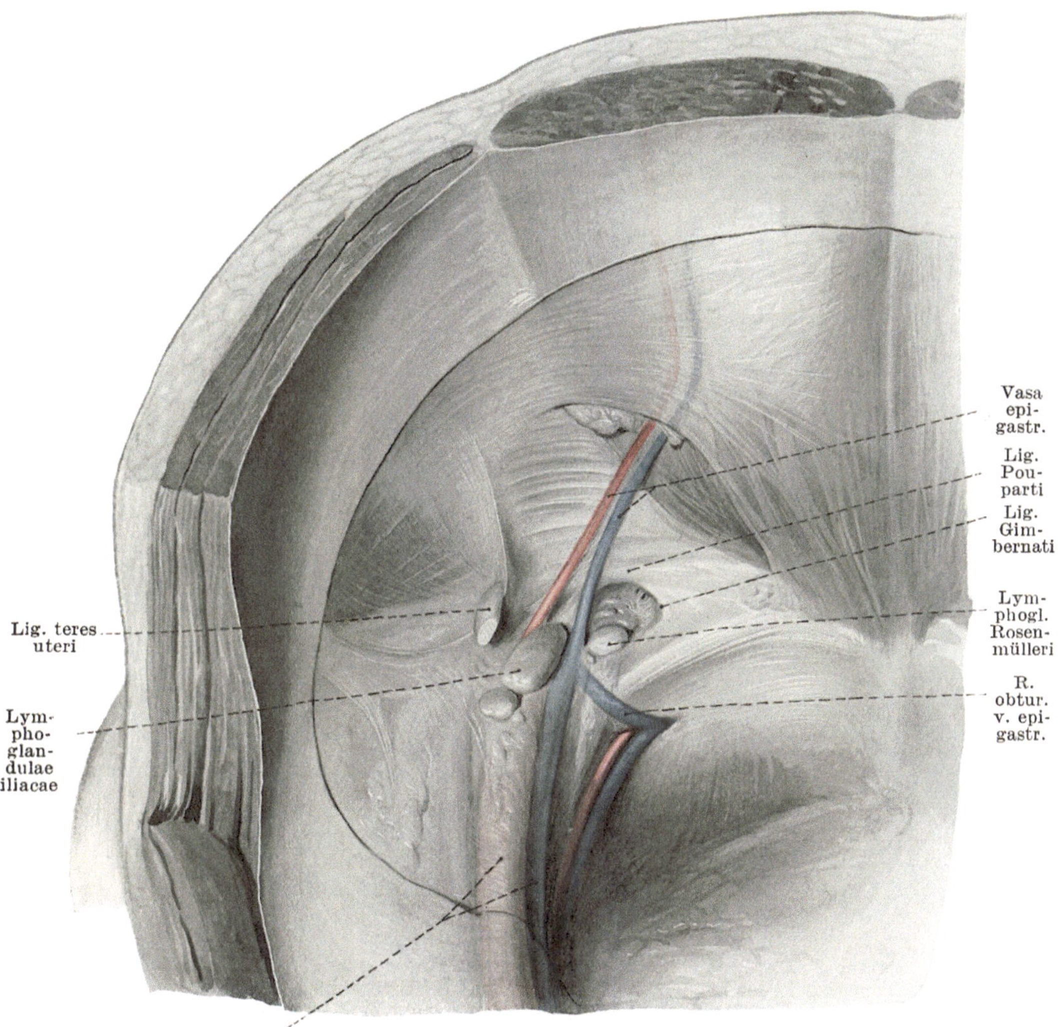

Abb. 43. Topographie der Lacuna vasorum der linken Seite von innen und oben gesehen. Das Peritonaeum ist entfernt, die Gefäßscheide und die Lymphdrüsen sind belassen.

beschäftigen haben. Sie wird ventral begrenzt durch den medialen verstärkten Anteil des Ligamentum Pouparti, dorsal durch straffes Bindegewebe als Verstärkung des Periostes und des daselbst befindlichen Ursprunges des Musculus pectineus. Dieser Bindegewebszug, *Ligamentum pubicum Cooperi*, geht allmählich in den geschwungenen, lateral konkaven Rand des *Ligamentum Gimbernati* über, welches selbst mit dem Leistenbande in innigem Zusammenhang ist, so daß das eben angeführte Ligamentum Gimbernati die abgerundete mediale Ecke der Lacuna vasorum bildet (Abb. 43). Das Ligamentum iliopectineum, welches als Bestandteil der Faszie des Musculus iliopsoas spitzwinkelig vom Ligamentum Pouparti abzweigt, geht allmählich in das Ligamentum Cooperi über, so daß die laterale Ecke der Lacuna vasorum spitz zuläuft.

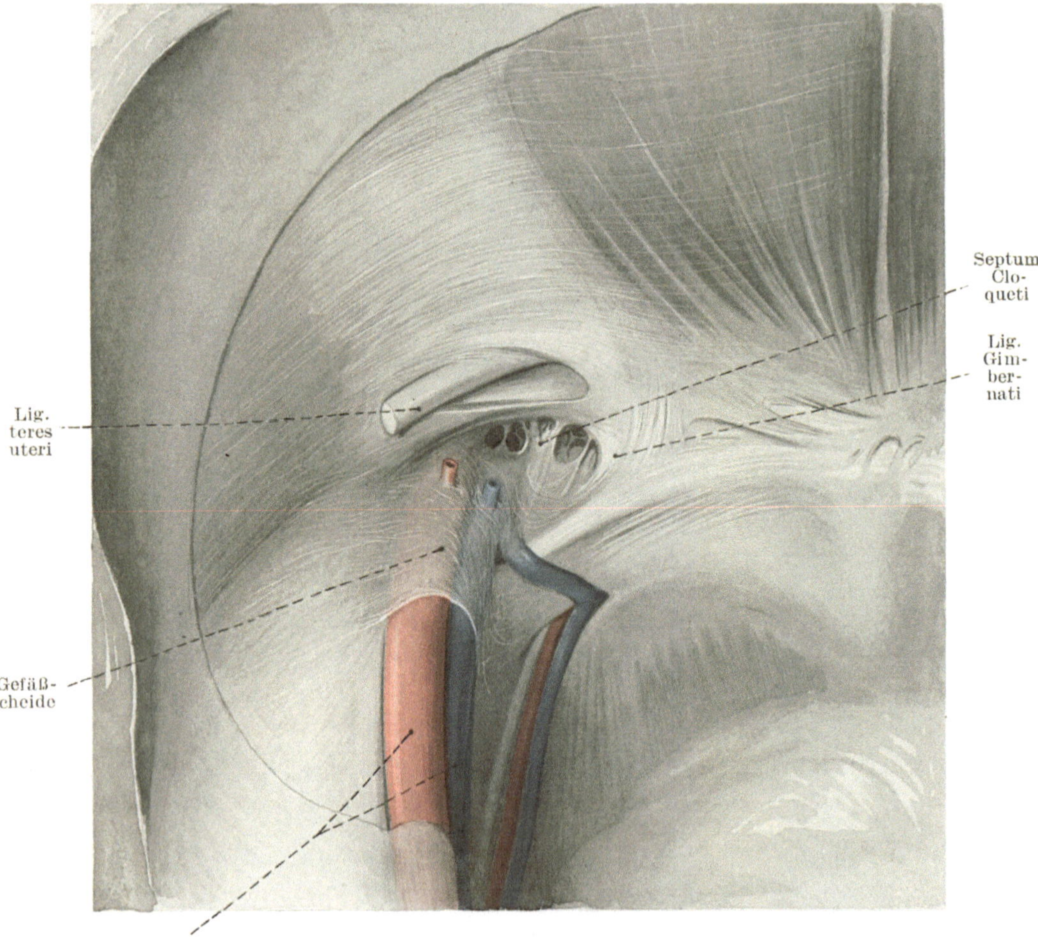

Abb. 44. Topographie der Lacuna vasorum der linken Seite von innen und oben gesehen. Die Lymphdrüsen wurden vollständig entfernt, die Gefäßscheide blieb in der Nähe der Lacuna vasorum erhalten. Das Septum Cloqueti ist freigelegt.

Die Lacuna musculorum führt in einen allseits abgeschlossenen Muskelkanal, welcher an der Vorderfläche des Oberschenkelhalses bis zum Trochanter minor reicht. Die Lacuna vasorum führt in einen am Querschnitt dreieckigen, sich distalwärts ziemlich rasch verjüngenden trichterförmigen Raum, dessen ventrale Wand von der *Fascia lata,* dessen dorsolaterale von der *Fascia iliaca* und dessen dorsomediale Wand von der *Fascia pectinea* dargestellt wird. Gebilde, welche durch die Lacuna vasorum schenkelwärts gelangen, müssen daher in den eben beschriebenen Hohlraum kommen. Wenn wir uns vorstellen, daß wir die gesamten Inhaltsstücke der Lacuna vasorum und des an sie schenkelwärts anschließenden Raumes entfernt hätten, dann würde hier ein Cavum existieren, das beiläufig einer dreiseitigen Pyramide gliche. Die Spitze wäre distalwärts, die Basis proximalwärts gerichtet und durch die Ebene der Lacuna vasorum dargestellt. Die drei Seitenflächen wurden bereits beschrieben. Die durch die Lacuna vasorum in diesen Raum durchtretenden Gebilde füllen weder die Lacuna vasorum. noch diesen Raum selbst vollkommen aus. Vielmehr sehen wir, daß eine Reihe von bindegewebigen Apparaten nebst Fett zur vollkommenen Ausfüllung des Raumes beitragen, hierzu kommen Lymphgefäße, eventuell auch Lymphdrüsen, im Falle der Etablierung einer Hernie, natürlich

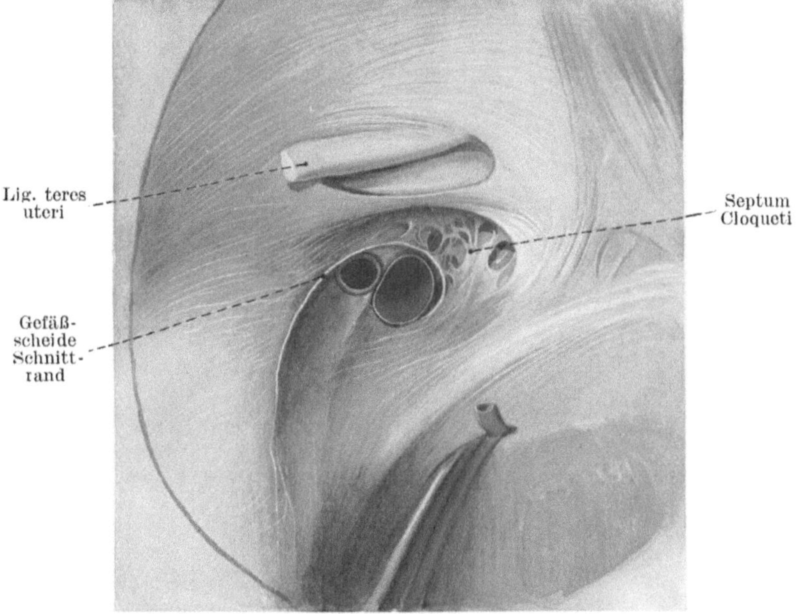

Abb. 45. Topographie der Lacuna vasorum der linken Seite von innen und oben gesehen. Die Arteria und Vena femoralis wurden in der Ebene der Lacuna abgeschnitten, um das Verhalten der Gefäßscheide zum Septum Cloqueti zu zeigen.

die Hernie selbst, so daß, wo immer die Hernie die Lacuna vasorum passiert, sie schließlich und endlich doch in den beschriebenen Raum gelangen muß.

Was zunächst die Lage der Gefäße anlangt, so ist zu bemerken, daß die Arterie lateral, die Vene medial gelegen ist, doch bleibt zwischen der lateralen Zirkumferenz der Arterie und dem spitzen Winkel, dessen Schenkel zwischen Ligamentum iliopectineum und Ligamentum inguinale bilden, immerhin ein gewisses Spatium frei. Zwischen der medialen Zirkumferenz der Vene und dem freien Rand des Ligamentum Gimbernati bleibt ein größerer Raum, welcher in der Majorität der Fälle die Bruchpforte darstellt. Man hat überflüssigerweise diese Öffnung mit dem Annulus inguinalis peritonaealis analogisiert und von einem Annulus cruralis gesprochen. Da diese medial von der Vene gelegene Stelle hauptsächlich von Lymphgefäßen zum Durchtritt benützt wird, hat man sie auch als *Lacuna lymphatica* bezeichnet.

Die an die Lacuna vasorum herantretende Arteria und Vena iliaca externa bringen ihren bindegewebigen Überzug, die *Vagina vasorum* mit (Abb. 44). Diese ist speziell medial, also gegen den Bruchring etwas dichter gewebt und ist außerdem noch durch ein zwischen Arterie und Vene eingeschobenes Septum, ver-

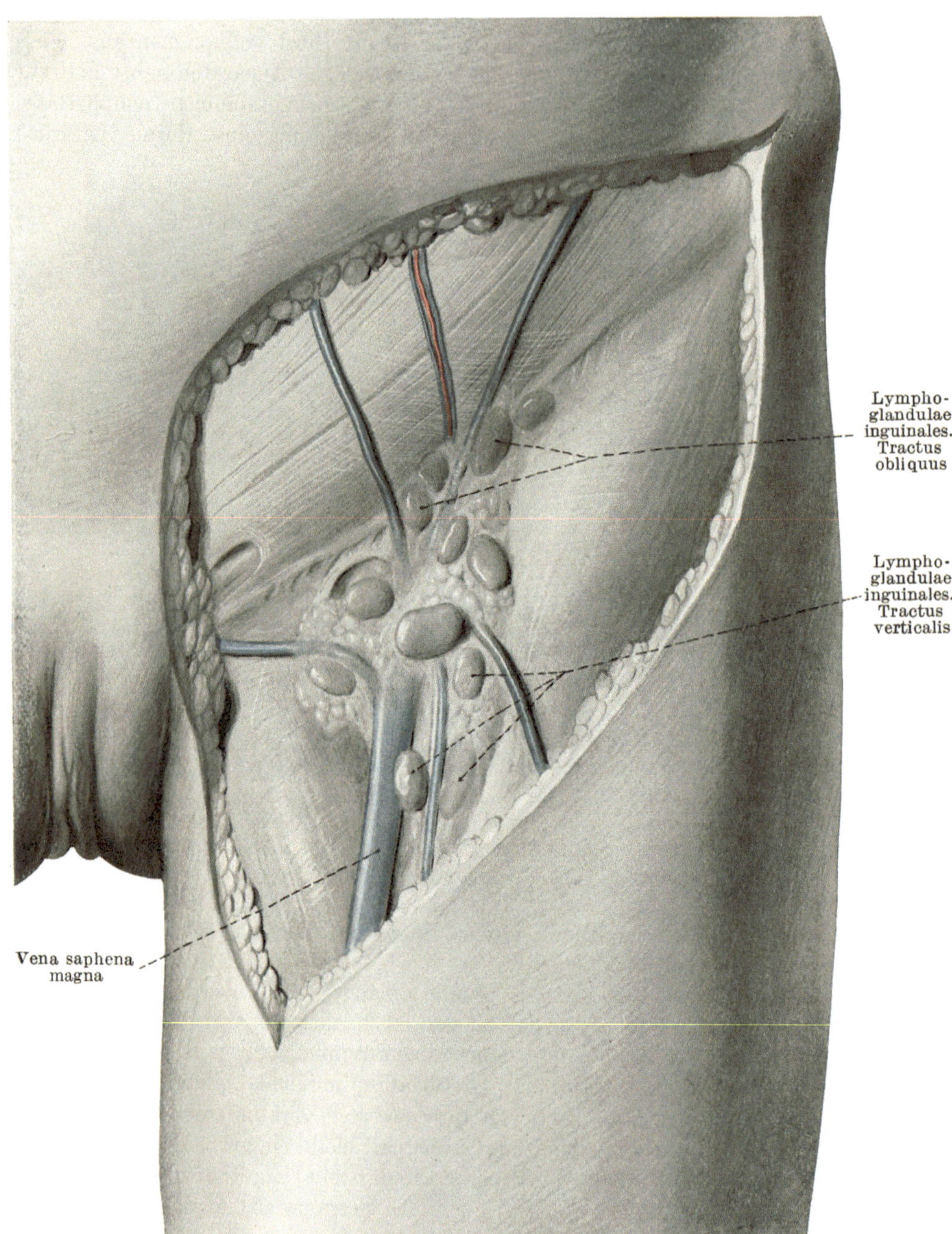

Abb. 46. Topographie der Regio subinguinalis. I. subkutane Schicht.

stärkt. Dieses Bindegewebe erreicht zusammen mit den Gefäßen die Ebene der Lacuna vasorum und verhält sich daselbst folgendermaßen. Lateral bleibt

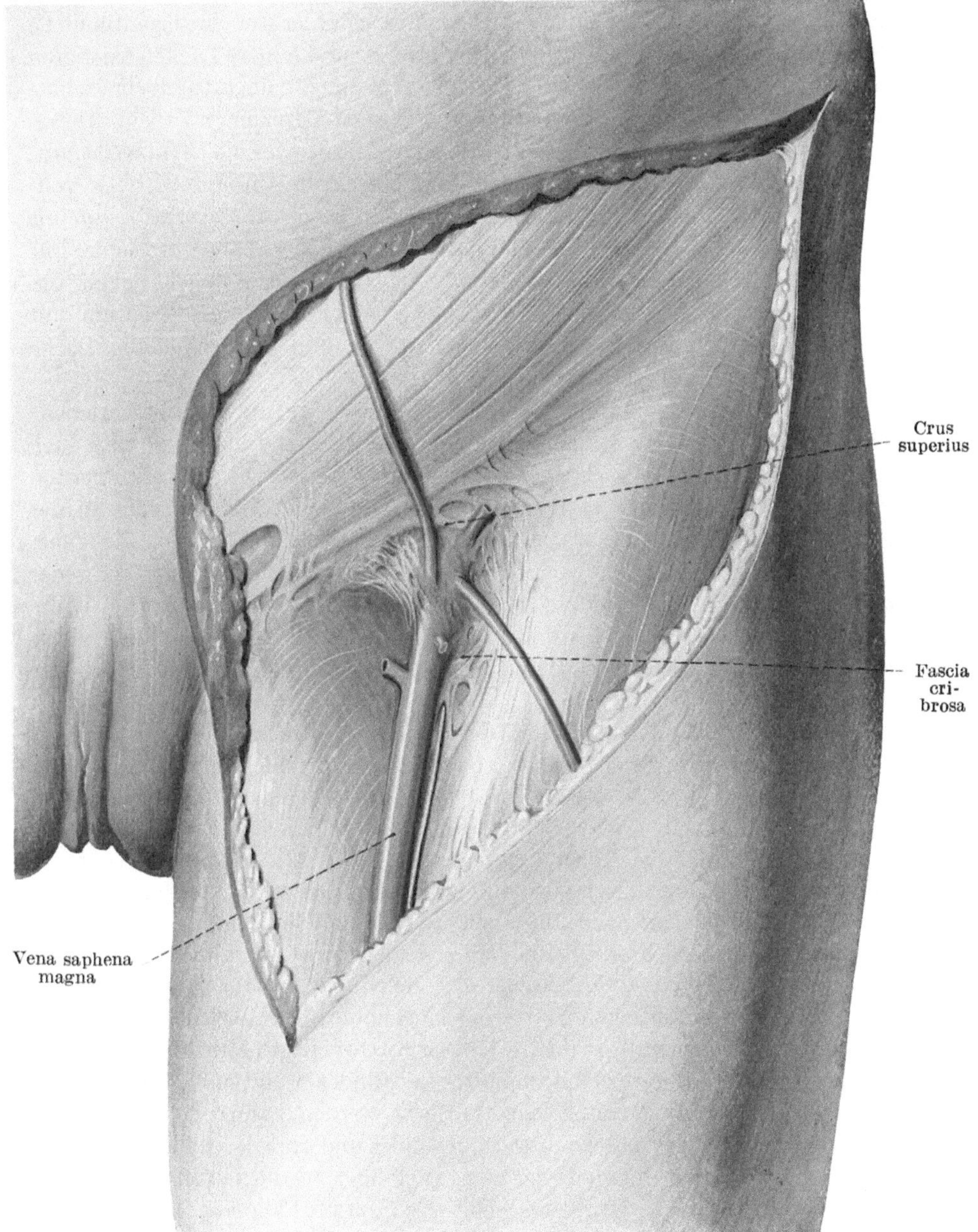

Abb. 47. Topographie der Regio subinguinalis. II. Schicht. Fascia cribrosa.

es mit dem Ligamentum iliopectineum in engem Zusammenhang, dorsal zeigt es dasselbe Verhalten zum Ligamentum Cooperi und der daran anschließenden Fascia pectinea. Ventral ist die Vagina vasorum an das Ligamentum Pouparti durch eine Reihe von Bindegewebszügen gebunden, während sie medialwärts in eine Bindegewebsplatte übergeht, welche das zwischen der Gefäßscheide und dem Rande des Ligamentum Gimbernati gelegene Spatium vollkommen erfüllt. Die genauere Untersuchung ergibt, daß es sich hier um eine eigentümliche Bindegewebsanordnung handelt, in welcher gröbere und feinere Lücken existieren und welche schenkelwärts konvex in jenen Rahmen eingespannt erscheint, dessen Öffnung wir früher als Lacuna lymphatica bezeichnet haben. Dieses septumartige Gebilde zuerst von Cloquet beschrieben, wird als *Septum Cloqueti*, auch als *Septum femorale* bezeichnet. Von einzelnen Autoren wird es vollkommen negiert, von anderen als ein Anteil der Fascia transversa abdominis angesehen, von noch anderen als eine Bildung sui generis angesprochen. Für unsere Zwecke ist es überflüssig, auf die morphologische Zugehörigkeit des Septum näher einzugehen. Von Bedeutung ist nur, daß dieses Septum mit der Gefäßscheide in direktem Zusammenhang ist und tatsächlich die Lücke medial von den Gefäßen abschließt.

Während die Arterie durch lockeres Bindegewebe an die eben beschriebene Gefäßscheide geheftet ist, erscheint die Vene viel straffer fixiert, wie dies auch an anderen Stellen des menschlichen Körpers der Fall ist. Die stärkere Fixation der Vene an der Gefäßscheide, weiters die Fixation der Gefäßscheide an der Umrandung der Lacuna vasorum, macht es begreiflich, daß erstens die Vene, wenn sie in der Ebene der Lacuna vasorum angeschnitten wird, sich weder retrahieren noch kollabieren kann, zweitens, daß die Vene in ihrer lichten Weite von den Spannungsverhältnissen der Nachbarschaft abhängig sein muß. Tatsächlich gelingt es auch durch Traktion an der vorderen Abdominalwand das Venenlumen zu erweitern.

Bevor wir an die Beschreibung der Gefäßverhältnisse nach der Passage der Lacuna vasorum gehen, ist es notwendig, die Schichtenbildung an der Innenfläche noch kurz auseinanderzusetzen. Entfernt man das Peritonaeum an der Fovea cruralis und deren Nachbarschaft, so zeigt sich zunächst die Gefäßscheide und die ihr aufliegenden Lymphdrüsen (Abb. 43). Es gelingt an dieser Stelle leicht und einfach, Lymphgefäße makroskopisch zu demonstrieren. Von der Gefäßscheide ziehen nach aufwärts, in lockeres Bindegewebe gehüllt, die *Arteria epigastrica* und die begleitenden Venen, nach abwärts nicht selten eine akzessorische *Vena obturatoria*, seltener eine *Arteria obturatoria*. Die Region der Fovea cruralis ist durch einen Fettpfropf eingenommen, in welchem meist eine Lymphdrüse, die Lymphoglandula Rosenmülleri liegt (Abb. 44). Es gelingt zu zeigen, daß das hier vorhandene subseröse Bindegewebe mit dem Fett und den eingelagerten Lymphdrüsen leicht entfernt werden kann. Es bleibt dann eine grubige Vertiefung, deren ventraler, medialer und dorsaler Rand scharf vorspringen, deren laterale Begrenzung ganz allmählich in die Gefäßscheide übergeht. In der Tiefe dieser Grube erscheint das Septum Cloqueti. Entfernt man die Lymphdrüsen auf dem Gefäßwulst sowie die Gefäßscheide bis in die Nähe der Lacuna vasorum und schneidet daselbst Arterie und Vene durch, so kann man sich von dem früher beschriebenen Verhalten der Gefäßscheide und des Septums am besten überzeugen (Abb. 45). Man sieht dabei, daß wohl der größte Teil der Lymphgefäße medial von der Vene verläuft, daß aber einzelne dieser Lymphgefäße ventral, ja sogar lateral von den Gefäßen durchbrechen.

Die den Schenkelring passierende Hernia cruralis gelangt in den schon früher beschriebenen Raum an der Vorderfläche des Oberschenkels und damit in die *Regio subinguinalis* oder das *Trigonum Scarpae.* Es ist daher notwendig, auch die Anatomie dieser Region in aller Kürze auseinanderzusetzen. Topographisch finden wir unter der Haut in der superfiziellen Faszie eine Reihe von Venen, welche gegen einen Punkt konvergent gerichtet sind. Diese Stelle liegt beiläufig in der Mitte des Verlaufes des Ligamentum Pouparti, zweifingerbreit kaudal vom Ligament selbst. Neben den Venen liegen die Lymphdrüsen, an denen man zwei Züge unterscheiden kann, einen parallel dem Ligamentum, Tractus obliquus, und einen zweiten entlang der Vena saphena, Tractus verticalis, ersterer regionär zugehörig dem äußeren Genitale und der vorderen Bauchwand, letzterer regionär zugehörig der unteren Extremität. Sie vereinigen ihre ausführenden Lymphgefäße beiläufig an derselben Stelle, an welcher der Konvergenzpunkt der Venen liegt (Abb. 46). Nach der Entfernung der Fascia superficialis und der in ihr gelegenen Lymphdrüsen und Lymphgefäße kommt die *Fascia lata* zum Vorschein. Verfolgt man die Fascia lata medialwärts, so sieht man, wie sie allmählich auf die Adduktoren übergeht, dabei gleichzeitig dünner wird, während sie sich mit ihrem dickeren oberen Rand längs des Ligamentum Pouparti medialwärts schiebt und mit einem zipfelförmigen Sehnenstreifen bis gegen das Tuberculum pubicum reicht. Etwas Ähnliches läßt sich knapp unterhalb der verdünnten Stelle insoferne nachweisen, als auch hier die Fascia lata etwas dicker gewebt auf die Adduktoren hinüberzieht. Der zwischen den beiden Zügen gelegene Anteil des Bindegewebes erlaubt nicht mehr eine klare Abgrenzung der Fascia superficialis gegen die Fascia lata, vielmehr sieht man daselbst eine mehr minder locker gewebte Bindegewebsschicht, welche in verschiedenen Zügen gegen die Nachbarschaft ausstrahlt und allmählich ebenso in den oberen wie in den unteren sehnigen Zug der Fascia lata übergeht. In diesem Areale befindet sich in der Faszie eine Reihe von Öffnungen, durch welche Lymphgefäße, Nerven, Arterien und Venen ziehen. Man hat den ganzen Bindegewebsbestand als *Fascia cribrosa* bezeichnet, den oberen sowie den unteren deutlich abgrenzbaren Zug belegt man mit den Namen *Crus superius* und *inferius* der *Fovea ovalis* (Abb. 47). Diese selbst entsteht dadurch, daß man mit dem Skalpell die eben erwähnte Fascia cribrosa ausschneidet und so in die vordere Wand des früher beschriebenen dreiseitigen Raumes künstlich ein Loch macht. Dabei gelingt es, das Crus superius und inferius mehr minder deutlich lateralwärts in Zusammenhang zu bringen, wodurch eine Art Annulus erscheint. Es braucht nicht besonders hervorgehoben zu werden, daß die ganze Bildung ein Artefakt ist und daß sowohl das Crus superius als auch das Crus inferius nicht nur die individuellen organischen Variationen, sondern auch die durch die Hand des Präparanten erzeugten besitzen.

Unter dem Bindegewebsblatt, welches wir eben als Fascia cribrosa bezeichnet haben, liegen die die Lacuna vasorum passierenden Gebilde, mit ihr selbst wieder durch Bindegewebszüge verbunden (Abb. 48). Der Raum zwischen den Maschen des Bindegewebes ist von Fettträubchen erfüllt. An diesem Bindegewebe läßt sich zeigen, daß ein Teil in engem Zusammenhang mit der Vorderfläche der Vagina vasorum steht, welche schenkelwärts Arterie und Vene einhüllt; außerdem sind von dem Faszienzügel des Crus superius ausgehende, straffer gespannte Züge von Bindegewebe deutlich gegen die Vene zu verfolgen. Im Zusammenhang mit dem in der Ebene der Lacuna vasorum beschriebenen

Bindegewebe stellt das Ganze einen Apparat dar, der imstande ist, die Spannungsveränderung der vorderen Abdominalwand und der Fascia lata auf die Wand der Vene zu übertragen, das heißt ihr Lumen bei der Anspannung zu erweitern,

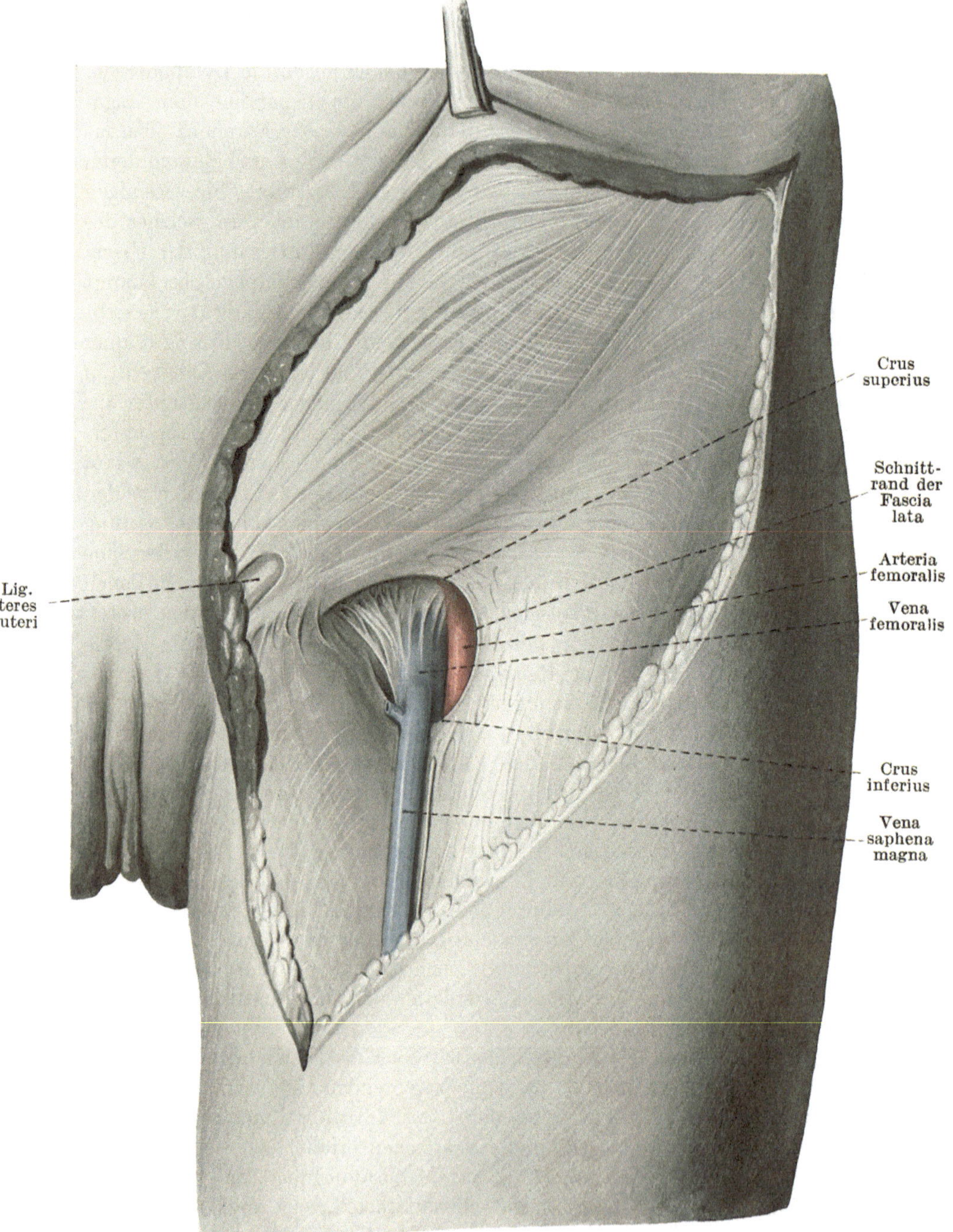

Abb. 48. Topographie der Regio subinguinalis. III. Schicht. Fascia cribrosa ausgeschnitten. Bindegewebsapparat an der Vena.

bei der Entspannung einer Verengerung fähig zu machen. Nimmt man diese Züge von Bindegewebe weg, so gelangt man auf jenes Gitterwerk von fibrösem

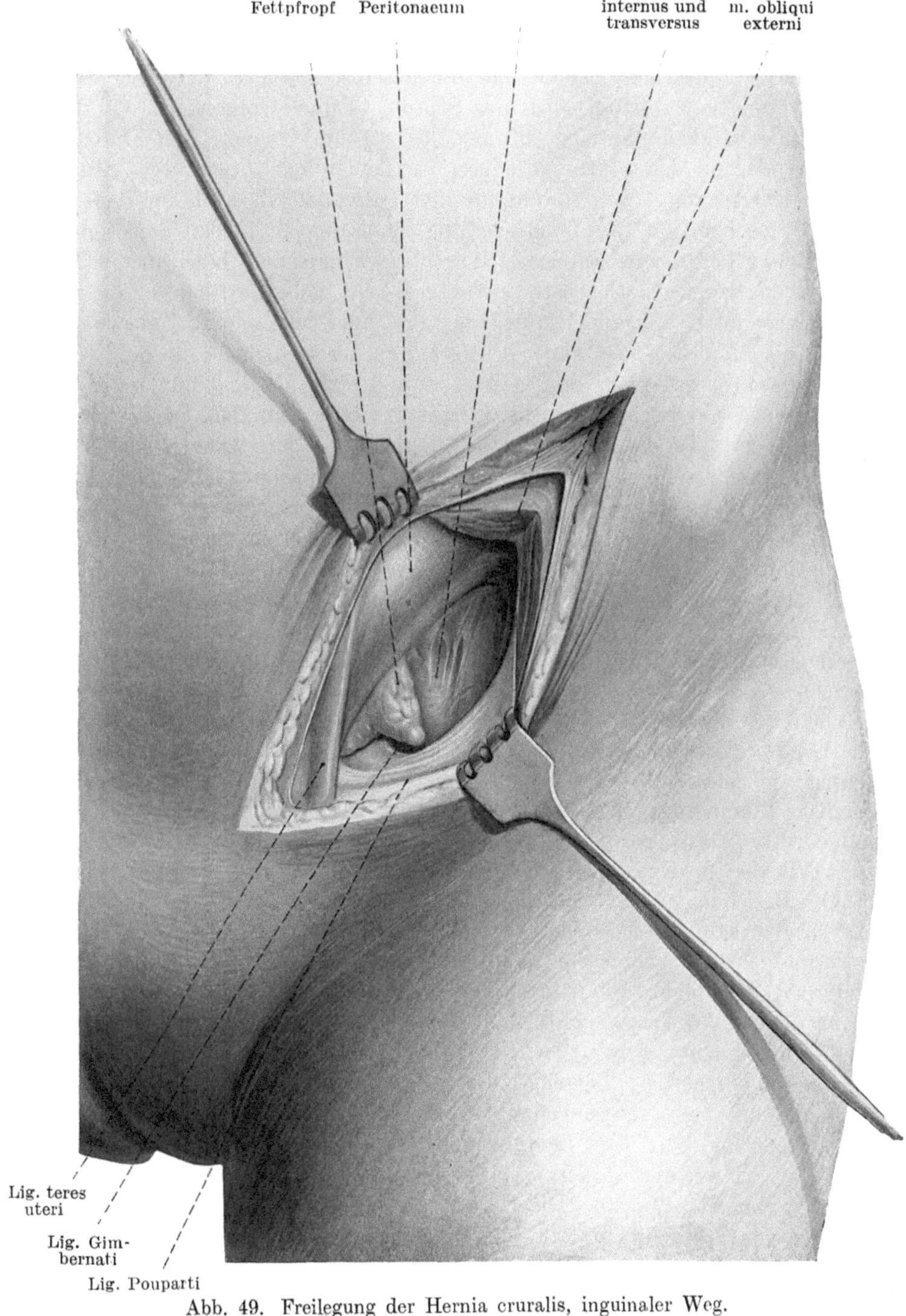

Abb. 49. Freilegung der Hernia cruralis, inguinaler Weg.

Gewebe, welches wir bei der Besichtigung der Lacuna vasorum von innen als Septum Cloqueti kennen gelernt haben. Wie schon einleitend erwähnt, soll auf die morphologische Dignität der verschiedenen bindegewebigen Anordnungen hier nicht näher eingegangen werden.

Im allgemeinen läßt sich für die Majorität der Fälle von Kruralhernien der Weg, den die Hernie nimmt, folgendermaßen beschreiben. Medial von den Gefäßen wird das Peritonaeum und die daselbst gelegene, mit einem Fettpfropf versehene Subserosa sowie das Septum Cloqueti vorgestülpt. Ob dabei die Hernie wirklich nur eine Öffnung des Septum Cloqueti zum Durchtritt benützt oder ob das Septum Cloqueti tatsächlich mit ausgestülpt wird, ist meiner Überzeugung nach sowohl für den Patienten, als auch für den Arzt herzlich gleichgültig. Ebenso gleichgültig ist es auch, ob man den von der Ausstülpung der Hernie passierten Weg als Schenkelkanal bezeichnet, ebenso ob man das vorhin beschriebene, außen zur Vene ziehende Bindegewebe noch dem sogenannten inneren Gefäßtrichter zurechnet oder nicht. Tatsache ist, daß in der Majorität aller Fälle die Hernie an der medialen Seite der Gefäße in den daselbst gelegenen Bindegewebsbestand eindringt und nun unter jene oberflächliche Grenzschichte zu liegen kommt, welche man als Fascia cribrosa bezeichnet hat. Ist die Hernie groß genug, sind die Haftzügel der Fascia lata daselbst stark genug, so wird sie die Fascia cribrosa entsprechend der Fovea ovalis ausstülpen, und jene Autoren, welche ein besonderes Interesse daran haben, den Vorgang bei der Bildung der Schenkelhernie mit jenem bei der Leistenhernie weitgehend zu analogisieren, kommen damit in die angenehme Lage, auch einen Annulus externus konstatieren zu können, da, wie schon erwähnt, die in der Ebene der Lacuna vasorum gelegene Öffnung als Annulus internus bezeichnet wird. Nach den Angaben der Chirurgen neigt die Hernia cruralis besonders zu Inkarzerationserscheinungen und es ist daher klar, daß gerade die Gestalt des inkarzerierenden Bruchhalses von besonderer Bedeutung ist. Das Debridement des Bruchringes ist nach den gegebenen anatomischen Darlegungen nur medialwärts gegen das Ligamentum Gimbernati möglich. Die eigentümliche Umrandung der Lacuna vasorum läßt es begreiflich erscheinen, daß der radikale Verschluß der Bruchpforte auf Schwierigkeiten stößt, da ja in enger Nachbarschaft der Bruchpforte die großen Gefäße die Lakune passieren müssen.

Die Beziehungen der Bruchpforte zum Ligamentum Pouparti, die komplizierten Bedeckungen der Hernie an der Vorderfläche des Schenkels machen es begreiflich, daß gerade ein Anatom auf die Idee kam, die Hernia cruralis nicht von der Regio subinguinalis her, sondern von der Regio inguinalis her zu operieren. Wir verdanken dieses Operationsverfahren, welches in der Folge vielfach modifiziert wurde, meinem Lehrer Zuckerkandl. Durchschneidet man knapp oberhalb des Ligamentum inguinale parallel zu diesem die Schichten der vorderen Bauchwand, so gelingt es leicht, präperitonaeal an die Bruchpforte zu gelangen und nach dem Debridement des Bruchringes den Bruchsack samt Inhalt auszulösen und zurückzuschlagen, womit im Prinzip die Operation erledigt erscheint (Abb. 49). Die Versorgung des Bruchsackes und schließlich der Verschluß der Bruchpforte ist Angelegenheit der chirurgischen Technik.

IX. Vorlesung.

Operationen am Urogenitaltrakt.

Katheterismus, Punctio vesicae, Sectio alta.

Für die dringlichen operativen Eingriffe am **Urogenitaltrakt** kommen vor allem die Behinderungen in der normalen Wegsamkeit der Harnwege in Betracht. Hierzu kommen die Zertrümmerungen der Niere mit den eintretenden Blutungen, eventuell noch die Blutungen bei extrauteriner Gravidität. Was zunächst die letzte anbelangt, sei hier kurz darauf verwiesen, daß nach der Stellung der richtigen Diagnose der operative Eingriff in der Eröffnung des Cavum peritonaeale mit der daran anschließenden Entfernung des Fruchtsackes besteht. Profuse Blutungen aus einer geplatzten Tubargravidität ließen sich auch einschränken, wie dies schon erwähnt wurde, entweder durch die Momburgsche Abschnürung, oder durch die Unterbindung der Arteria hypogastrica.

Es bleiben demnach nur die Nephrektomie wegen Blutungen nach Nierenzertrümmerung, sowie die Operationen an den ableitenden Harnwegen. Von Operationen an den Ureteren kann wohl infolge der bedingten Indikationsstellung abgesehen werden, so daß hier nur die Ermöglichung des Harnabflusses aus der Blase, sei es auf natürlichem oder auf operativem Wege in Frage käme. Die Entleerung der Blase durch künstliche Nachhilfe auf natürlichem Wege bezeichnet man als Katheterismus. Von den Operationen sind nur zwei anzuführen, und zwar 1. die Punctio vesicae und 2. der hohe Blasenschnitt oder die Sectio alta. Wenn wir auch in den meisten Fällen, in denen der Katheterismus versagt, mit der Punctio vesicae das Auslangen finden, so soll doch auch auf die Topographie der Sectio alta kurz eingegangen werden.

Unter **Katheterismus** verstehen wir, wie ich schon hervorgehoben, die Zugänglichmachung der Blase per vias naturales, d. h. also durch die Urethra. Die Behinderung des Harnabflusses aus der Blase kann eine verschiedene sein. Sie kann begründet sein durch eine Veränderung der Pars prostatica infolge von Hypertrophie oder Atrophie der Prostata, durch eine nervöse Störung der Blasen- resp. Urethralmuskulatur, welche im Bereich der Pars prostatica oder membranacea lokalisiert ist, oder schließlich durch infolge von Strikturen herbeigeführte Wegbehinderungen an irgendeiner Stelle der Urethra. Die Einführung des den Harn ableitenden Rohres wird entsprechend den verschiedenen Ursachen an verschiedenen Stellen und in ganz differenter Weise auf Schwierigkeiten stoßen. Alle diese Momente kommen beim Katheterismus in Betracht. Die hauptsächlichste Schädigung — Asepsis des Instrumentars vorausgesetzt —, welche der Patient durch den Katheterismus erfahren kann, beruht in letzter Linie auf einer Verletzung der Urethralschleimhaut und der sie umgebenden Schichten. Diese Verletzungen sind in ihrer Wahrscheinlichkeit teils abhängig von der Konsistenz des Instrumentes, teils von der Natur des Weghindernisses, in ihrem Sitz abhängig nicht nur von der Lage der obstruierten Stellen, sondern auch von anatomischen Umständen. Wenn man

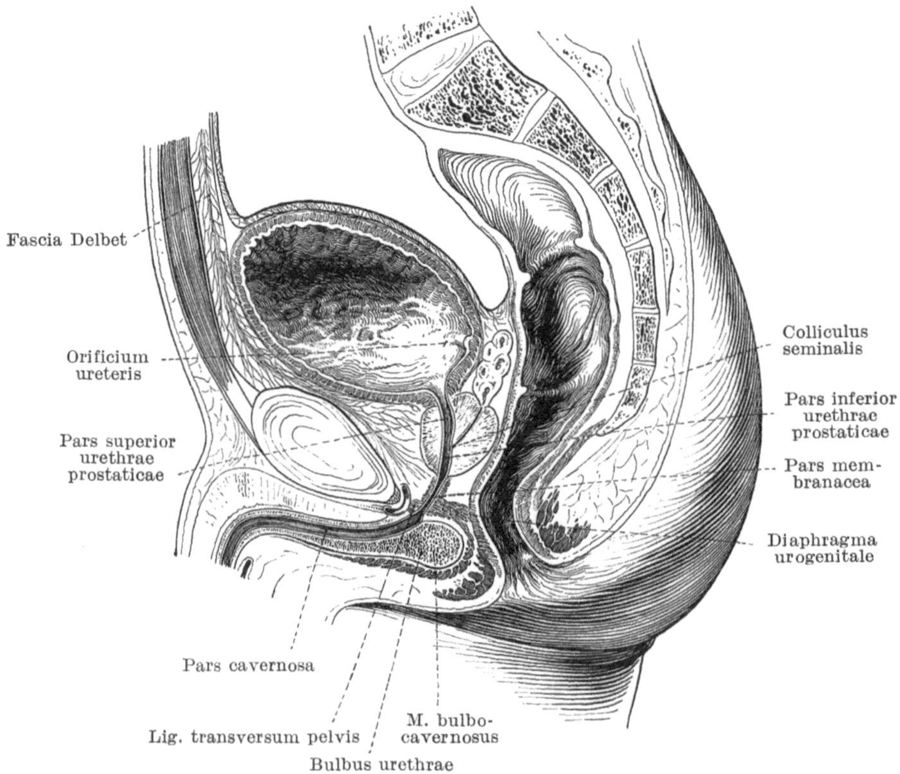

Abb. 50. Medianschnitt durch das Becken eines Mannes. Halbschematisch.

auch gelernt hat, die Verletzungen durch das Instrument durch die Einführung des elastischen Katheters zu verringern, so gelingt es dennoch in sehr vielen Fällen nicht, mit diesem elastischen Instrument das Auslangen zu finden. Sehr enge Strikturen vor allem kallöser Art bringen häufig Nebenverletzungen beim Katheterismus mit sich. Wenn hier die Verletzungswahrscheinlichkeit in der Enge des Urethrallumens begründet ist, so sind solche Verletzungen bei der Prostatahypertrophie durch eine plötzliche Richtungsänderung der pathologisch veränderten Urethra prostatica begründet, welche daselbst nicht nur nicht enger, sondern unverhältnismäßig weiter ist als normal. Sowohl in Fällen von kallösen Strikturen als auch bei der Prostatahypertrophie kommt es entsprechend der pathologischen Grundlage der Prozesse zu einem sehr häufig ausgeübten Katheterismus, gelegentlich dessen die Möglichkeit einer Nebenverletzung schon in der Häufigkeit des Verfahrens und in den pathologischen Verhältnissen der Gegend ihre Entschuldigung finden kann. Ganz anders aber liegt die Angelegenheit in jenen Fällen, in denen ein Individuum bei sonst normaler Urethra aus irgendeinem Grunde, beispielsweise infolge von nervösen Störungen, katheterisiert werden soll. Gerade für diese Fälle bietet, entsprechend den normalen Verhältnissen der Urethra, die Anatomie eine Reihe von Anhaltspunkten, welche den Katheterismus lege artis leichter durchführbar macht. Wir wollen deshalb im folgenden zunächst die anatomischen Bemerkungen anführen, welche für diesen Katheterismus von Bedeutung sind und erst im Anhange einiges über die typische Umgestaltung der Urethra bei der Prostatahypertrophie sagen. Bei dem Katheterismus gelangen wir mit dem Instrumente nach der Passage des verhältnismäßig engen Orificium urethrae externum in das weite Lumen der Pars cavernosa urethrae, hierauf in das enge Lumen der Pars membranacea und durch diese in die Pars prostatica urethrae. Was zunächst die Weite der Urethra an verschiedenen Stellen anlangt, so darf diese nicht verwechselt werden mit der Erweiterbarkeit der betreffenden Anteile. So sei erwähnt, daß das *Orificium urethrae externum* eng und nicht dilatierbar, die *Pars cavernosa* weit und nur wenig dilatierbar ist. Die *Pars membranacea* ist unter physiologischen Umständen der engste Anteil der Urethra, aber am leichtesten zu dehnen. Die *Pars prostatica* ist mittelweit und noch ziemlich leicht auszuweiten.

Für die Einführung des Katheters in die Harnröhre kommen noch die Fixationsverhältnisse derselben in Betracht, um so mehr, als der Übergang des leicht beweglichen Anteiles in den fast vollkommen fixen ein ganz plötzlicher ist. Die Pars pendulans urethrae ist vollkommen frei beweglich, verliert nach rückwärts wohl einen Teil ihrer Beweglichkeit im Bereiche des Bulbus cavernosus urethrae, zeigt aber auch hier noch eine relativ weitgehende Mobilität. Dort, wo die Urethra durch das *Diaphragma urogenitale* durchtritt, erhält sie eine besondere Fixation eben durch ihre Lagebeziehungen zum Diaphragma urogenitale. Man darf die am Kadaver durchführbare Verschieblichkeit der Pars membranacea nicht als Maß für die Beweglichkeit dieses Harnröhrenabschnittes während des Katheterismus verwenden. Abgesehen von der tonischen Innervation des quergestreiften Diaphragma urogenitale kommt im Momente des Katheterismus eine krampfartige Kontraktion des Diaphragma urogenitale und die daraus folgende, fast vollständige Fixation der Pars membranacea urethrae zustande. Hand in Hand damit geht der Verschluß der Pars membranacea durch den dem Diaphragma urogenitale zugehörigen Rhabdosphinkter oder *Sphinkter externus urethrae.* Der auf den intramuskulären Harnröhrenteil folgende pelvine Abschnitt zeigt allerdings eine beschränkte Beweglichkeit, welche sich in geringgradigen Veränderungen der Lage bei Füllung der Blase oder des Rektums erkennen läßt, doch kommt die Beweglichkeit dieses Abschnittes der Harnröhre für den Mechanismus des Katheterismus kaum in Frage (Abb. 50).

Die Schwierigkeit beim Katheterismus liegt am Übergange des beweglichen relativ weiten in den vollkommen fixierten, äußerst engen Urethralabschnitt. Es ist das die Stelle, an welcher die ein wenig erweiterte und vom Bulbus cavernosus urethrae umschlossene Pars cavernosa urethrae in die Pars membranacea übergeht. Dieser Punkt ist auch deshalb von besonderer Bedeutung, weil er den Scheitelpunkt an der normalen Krümmung der Urethra darstellt, demnach bedingt, daß wir dem in die Urethra eingeführten Instrumente plötzlich eine ganz andere Richtung geben müssen. Die Krümmung, welche man den verschiedenen Instrumenten zur Erleichterung der Richtungsänderung gegeben hat, erleichtert wohl den Vorgang, niemals aber ist die Krümmung des Katheters imstande, die Gefahr der Perforation besonders zu verringern.

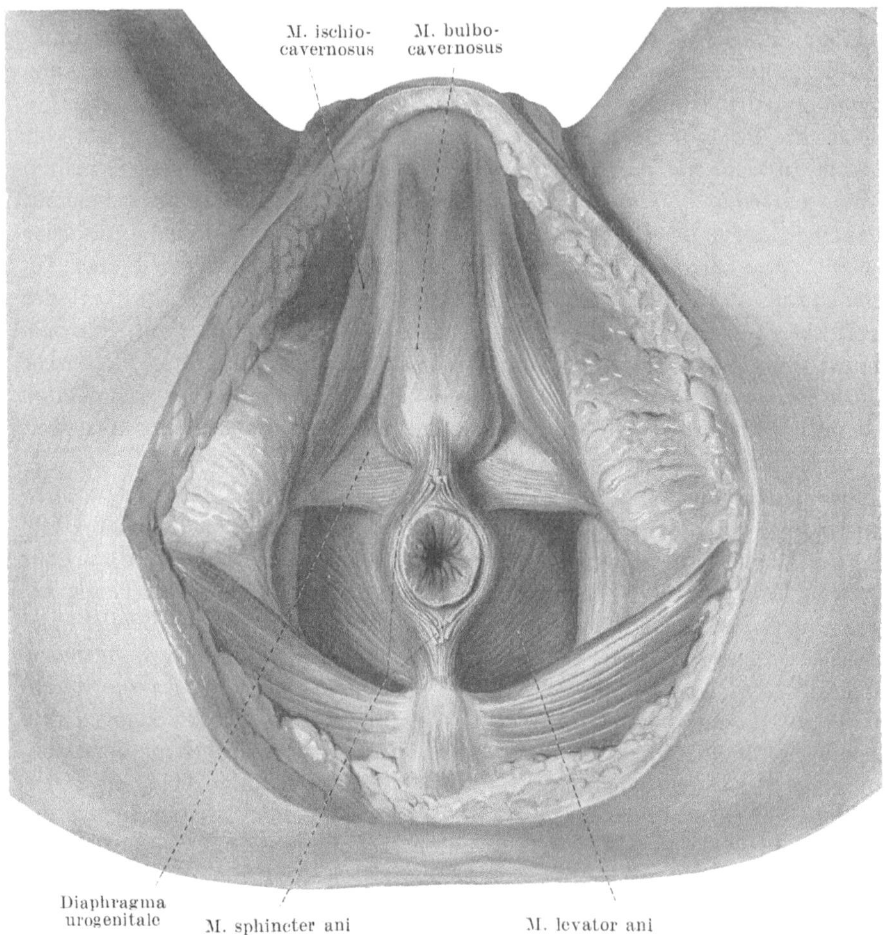

Abb. 51. Muskulöser Beckenboden (Diaphragma pelvis und urogenitale) von unten gesehen.

Unter Ausschaltung aller jener topographischen Daten, welche zum Vorgange des Katheterismus keine direkten Beziehungen haben, wollen wir demnach in folgendem aus der Topographie des Beckenbodens gerade jene Angaben hervorheben, welche das Verständnis für diese Manipulation im anatomischen Sinne ermöglicht. Wir müssen an der Harnröhre drei Teile unterscheiden, die sich mit der allgemeinen Bezeichnung als Pars cavernosa, membranacea und prostatica sehr wohl in Einklang bringen lassen. Die Pars cavernosa ist der mobile Teil der Urethra. Hier läßt sich der Katheter mehr minder ohne Kontrolle des Auges und der tastenden Finger ziemlich einfach vorschieben, bis er an den fixen Teil, die Pars membranacea gelangt. Der Eingang in die im Diaphragma urogenitale gelegene Urethra membranacea muß auf Grundlage bestimmter taktiler Wahrnehmungen mit dem Katheterschnabel erst gefunden werden. In dem Augenblick, in welchem das Ende des Katheters in die Pars membranacea gelangt ist, wird dasselbe durch die feste Umschließung von seiten des Sphinkter urethrae externus immobilisiert. Man sagt: „Der Katheter ist engagiert." Die Senkung des distalen Endes des konventionellerweise gebogenen Katheters bringt den Katheter ohne jede Schwierigkeit aus der Pars membranacea in den dritten Teil der Harnröhre, in die Pars pelvina und durch das Orificium urethrae internum in die Blase. Der aus dem Katheter strömende Harn zeigt das Gelingen des Katheterismus an.

Das proximale Stück der *Pars cavernosa* ist durch den mächtig aufgeschwollenen *Bulbus urethrae* gedeckt. Dabei überragt dieser Bulbus die Eintrittsstelle der Urethra in das *Diaphragma urogenitale* nach hinten um einen bis anderthalb Zentimeter, so daß bei der Abtastung des Perineums die eventuell fühlbare hintere Umrandung des Bulbus nichts über die Lokalisation der Übergangsstelle aus der Pars cavernosa in die Pars membranacea sagt. Der Bulbus ist außerdem noch an seiner Oberfläche von dem meist ziemlich gut entwickelten Musculus bulbocavernosus gedeckt. Schon aus den angeführten Umständen geht hervor, daß es kaum möglich ist, den Katheterschnabel bei der Ausführung des Katheterismus durch die auf das Perineum aufgelegten Finger der freien Hand in irgendeiner verläßlichen Art zu dirigieren, um ihn so an die Öffnung der Pars membranacea zu bringen. Denn durch die Dicke der vorliegenden Schichten wird eine verläßliche Kontrolle überhaupt unmöglich gemacht, ja man kann sagen, daß durch die unwillkürlich herbeigeführte Fixation des Katheters die Gefahr der fausse route nur noch vergrößert wird.

Das die *Pars membranacea* umschließende *Diaphragma urogenitale* besteht aus einer Reihe von Muskeln, auf deren Detail hier nicht weiter eingegangen werden soll (Abb. 51 u. 52). Ein Teil der Fasern umgreift sphinkterartig die Urethra, ein anderer läuft transversal vom Schambein der einen Seite zu dem der anderen Seite und füllt den Winkel zwischen den beiden Schambeinästen unter der Symphyse aus. Die beiläufig dreieckige Muskelplatte, deren Basis analwärts sieht, ist an der symphysenwärts gerichteten Spitze abgestutzt. Hier ist die Muskulatur bereits vollkommen verschwunden und nur sehniges Gewebe vorhanden. Dieser sehnige obere vordere Rand der Sehnenmuskelplatte des Diaphragma urogenitale wird als *Ligamentum transversum pelvis* bezeichnet. Dieses gewinnt durch seine nachbarlichen Beziehungen zur Urethra an Bedeutung. Die Harnröhre durchbricht nämlich das Diaphragma urogenitale exzentrisch knapp unterhalb des Ligamentum transversum pelvis. Während der Übergang des Ligamentum transversum pelvis in den dahinter gelegenen Abschnitt des Diaphragma urogenitale allmählich vor sich geht, ist das Ligament symphysenwärts scharfrandig begrenzt und durch eine Lücke gegen das zur Symphyse gehörige *Ligamentum arcuatum pelvis* geschieden. Die Lücke selbst dient zum Durchtritt der *Vena dorsalis penis*. Die zirkulären Muskelfasern folgen der Urethra noch ein Stück weit beckenwärts, so daß die Harnröhre in einem längeren Stück von quergestreifter Muskulatur umgriffen ist, als es der Länge der Durchbruchsstelle durch das Diaphragma entsprechen würde. Gegen die obere Wand der Urethra springt das gespannte Ligamentum transversum pelvis deutlich vor und ist vielfach mit dem Katheterschnabel abtastbar. Diese Tastbarkeit ist ein nicht zu verachtendes Hilfsmittel bei der Aufsuchung der Pars membranacea urethrae während des Katheterismus.

Die anschließende *Pars prostatica,* welche den zweiten, allerdings viel kürzeren Schenkel des Harnröhrenbogens darstellt, zerfällt wieder in zwei Abschnitte. Der eine reicht von der Pars membranacea bis an den *Colliculus seminalis,* der zweite von hier bis zum Orificium urethrae vesicale. Es wurde schon erwähnt, daß die Harnröhre, in die Prostata eingebettet, entsprechend der innigen Verwachsung ihrer Wände mit dem prostatischen Ring den formalen und topischen

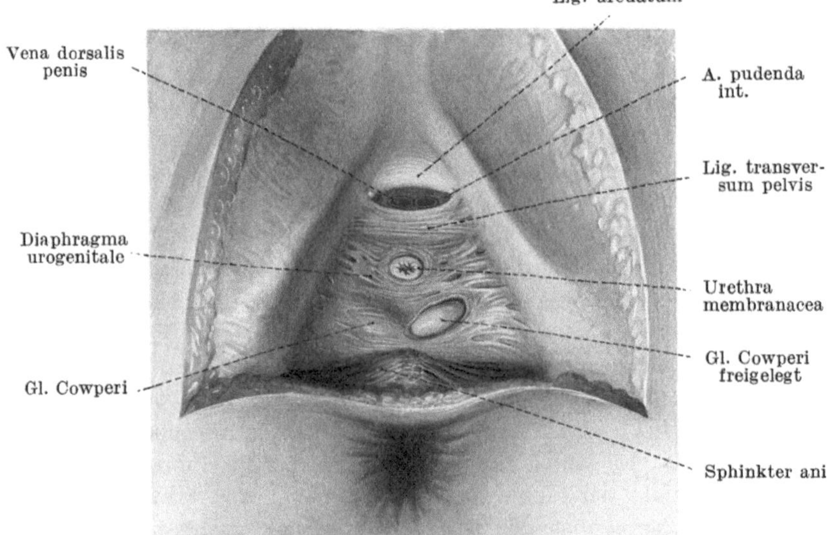

Abb. 52. Diaphragma urogenitale von unten gesehen. Crura penis und Urethra cavernosa entfernt.

Veränderungen der Prostata unterworfen ist. Insolange die Urethra prostatica normal ist, gleitet der Anfangsteil des Katheters bei der Senkung des distalen Katheterendes ohne die geringste Schwierigkeit durch die Pars prostatica in die Blase. Der letzte Widerstand ist gerade am Orificium durch die Kontraktion des oberen Anteiles des Lissosphinkter urethrae gegeben, doch ist dieses Hindernis leicht und einfach zu überwinden.

Folgen wir auf Grundlage der eben erwähnten anatomischen Verhältnisse dem Vorgang des Katheterismus, so gestaltet er sich folgendermaßen. Der durch die Pars cavernosa durchgeführte Katheter kommt an die geschlossene Öffnung der Pars membranacea. Die Schwierigkeit besteht darin, daß wir aus dem relativ weiten und beweglichen Anteil der Harnröhre nun in den äußerst verengten unbeweglichen gelangen müssen. Wir können uns mit dem Katheter durch die vorsichtige Abtastung des kontrahierten Diaphragma urogenitale, vor allem aber des leicht vorspringenden Wulstes des Ligamentum transversum orientieren. Die Fixation des Katheterschnabels belehrt uns darüber, daß wir tatsächlich die Pars membranacea gefunden haben. Erst jetzt und nicht früher darf das distale Katheterende vorsichtig gesenkt werden, wodurch der Katheter, der Harnröhrenkrümmung folgend in die Blase gelangt. Der am häufigsten geübte Fehler beim Katheterismus besteht darin, daß der Katheter gesenkt wird, bevor er engagiert ist. Er deviiert dann entsprechend der leichten Beweglichkeit der Pars cavernosa und entfernt sich von der Pars membranacea um so mehr, je mehr er gesenkt wird. Gefährlich wird diese Manipulation in dem Moment, in welchem durch die Ungeduld des Arztes der Katheter nicht mit leicht tastender Hand geführt wird, sondern der Vorgang der Senkung forciert wird. Die Nachhilfe durch die auf das Perineum gelegten Finger der freien Hand begünstigt, wie schon erwähnt, die Wahrscheinlichkeit eines falschen Weges, da sie den Katheter fixiert und ihn daher engagiert erscheinen läßt.

Ein hoher Prozentsatz der an Harnverhaltung leidenden Personen entstammt den Prostatikern. Ohne hier des näheren auf die Ursachen dieser Harnverhaltung sowie auf die Veränderung der Prostata eingehen zu wollen, möchte ich nur darauf aufmerksam machen, welcher Art die in den meisten Fällen von Prostatahypertrophie eintretenden Veränderungen der Urethra prostatica sind. Die Urethra der Prostatiker ist fast ausnahmslos verlängert und in ihrer Krümmung verändert. Dazu kommt noch, daß sie in sehr vielen Fällen erweitert und in der sagittalen Richtung ausgezogen ist. Die Verlängerung der Urethra betrifft nur jenen Anteil, welcher oberhalb des Colliculus seminalis gelegen ist. An der durch den Colliculus bezeichneten Übergangsstelle der beiden Harnröhrenabschnitte tritt eine Knickung und damit eine Richtungsänderung der Urethra ein. Daher gelingt es beim Katheterismus fast immer ohne Schwierigkeiten bis an diese Stelle zu gelangen. Erst die plötzliche Richtungsveränderung, resp. die fast rechtwinkelige Abknickung der Urethra macht es begreiflich, daß sich der Katheterschnabel daselbst festlegt und daß gerade dieser Punkt die Prädilektionsstelle der fausse route darstellt (Abb. 50).

Da der Katheterismus bei der Frau entsprechend der Kürze und dem geradlinigen Verlauf der Harnröhre sich besonders einfach gestaltet, ist es wohl überflüssig, über denselben genauer zu berichten.

Ist es aus irgendeinem Grunde nicht möglich, den Katheter bis in die Blase zu bringen, um dieselbe zu entleeren, dann muß die Entleerung der Blase operativ erfolgen. Das einfachste Verfahren stellt die **Punctio vesicae** dar. Bei dieser wird die Blase im Bereiche ihres peritonaeumfreien Anteiles ihrer Wand punktiert. Die topographischen Verhältnisse, die dabei in Betracht kommen, sind folgende.

Die im *Cavum praeperitonaeale* untergebrachte Blase zeigt entsprechend ihrem Füllungszustand und dem Alter des Individuums ein verschiedenes Verhalten zum untersten Abschnitt der vorderen Bauchwand. Die Blase liegt im leeren Zustande retrosymphysär und steigt um so mehr über die Symphyse nach aufwärts, je stärker sie gefüllt ist. Da die Punctio vesicae eine ultima ratio darstellt, wird sie selbstverständlich nur bei stark gefüllter, ja überdehnter Blase ausgeführt, ein Zustand, bei welchem die Blasenwand der vorderen Bauchwand ziemlich hoch hinauf anliegt. Am kindlichen Individuum liegt die Blase auch im entleerten Zustand der vorderen Bauchwand um so mehr an, je jünger das Individuum ist. Dieser Hochstand der infantilen Blase macht ihre besondere Zugänglichkeit bei der Punctio vesicae sowie bei der Sectio alta begreiflich.

Von Bedeutung für die Ausführung der Operation unter Vermeidung des Peritonaeums ist die Art und Weise, in welcher sich das Bauchfell über die Blasenspitze hinweg auf die hintere Blasenwand schlägt. Im allgemeinen kann man wohl sagen, daß das locker fixierte Peritonaeum die vordere Blasenwand voll-

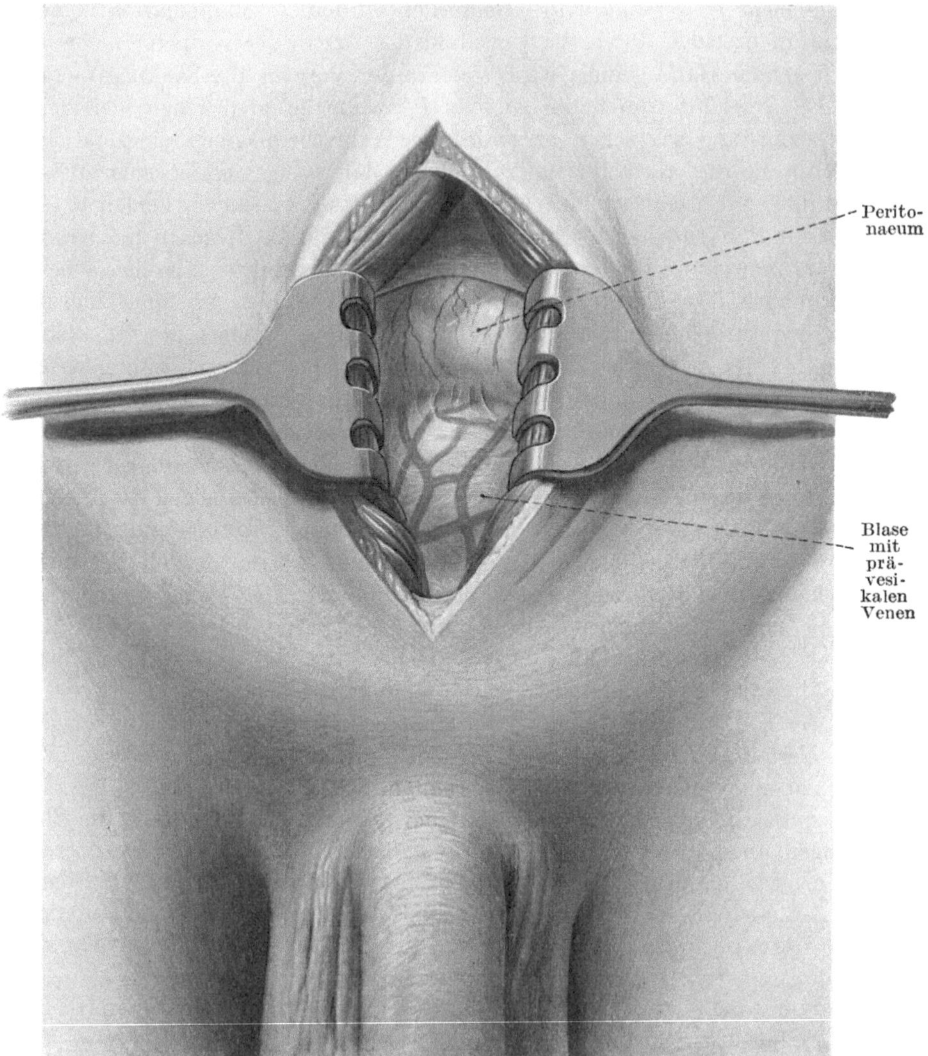

Abb. 53. Freilegung der vorderen Blasenwand durch die Sectio alta.

kommen frei läßt und nur die hintere und die seitlichen Blasenwände bekleidet. Je mehr die Blase gedehnt wird, um so größer wird der Flächeninhalt der vorderen Blasenwand und damit auch der des peritonaeumfreien Blasenabschnittes. Nicht selten sieht man, daß auch bei gefüllter Blase das Peritonaeum noch den obersten Anteil der vorderen Blasenwand überkleidet, so daß zwischen der hinteren Fläche der vorderen Abdominalwand und der Vorderfläche der Blase eine Aussackung der Peritonaealcavität hinabreicht. Daß aber noch der knapp oberhalb der Symphyse gelegene Anteil der Blase von Peritonaeum überzogen wäre, gehört sicher zu den größten Raritäten, so daß man mit größter Wahrscheinlichkeit sagen kann, daß ein knapp oberhalb der Symphyse blasenwärts vorgetriebenes Instrument fast ausnahmslos in die Blase gelangt, ohne das Cavum peritonaeale zu passieren oder zu eröffnen. Das ist der Grund, warum es sich empfiehlt, die Punctio vesicae knapp oberhalb der Symphyse vorzunehmen.

Der Schichtenbau der in Betracht kommenden Region gestaltet sich folgendermaßen (Abb. 50). Unter der gerade in der Unterbauchregion fettreichen Haut kommen die vordere Wand der Rektusscheide und die Linea alba zum Vorschein. Hinter den Musculi recti und den vor ihnen gelagerten Musculi pyramidales befindet sich knapp oberhalb der Symphyse ein kleiner, mit Fett ausgefüllter Hohlraum, da die Musculi recti gegen die vordere Fläche der Symphyse, die sie umkleidende hintere Wand der Rektusscheide an die Hinterfläche der Symphyse zieht. Zwischen der Rektusscheide einerseits, dem Peritonaeum andererseits befindet sich das *Cavum praeperitonaeale Retzii*, welches einen Bindegewebsraum darstellt, innerhalb dessen auch die Blase gelegen ist. Das hier vorhandene Bindegewebe, welches systematisch der subserösen Umhüllung des Urogenitaltraktes im ganzen zugehörig ist, läßt wieder verschiedene Züge resp. Lagen unterscheiden. Hier kommen nur jene Verdichtungen des Bindegewebes in Betracht, welche zwischen der Blasenmuskulatur an der vorderen Blasenwand und der hinteren Rektusscheidenwand gelegen sind. Von der Nabelgegend nach abwärts reichend, verläuft eine meist leicht darstellbare, etwas dichtere Lage von fibrösem Gewebe, welche sowohl gegen die Blase als auch gegen die hintere Rektusscheidenwand lockere Gewebszüge ausschickt. Man kann eigentlich kaum von einer selbständigen Lage, als vielmehr von einer Verdichtungszone sprechen. Diese, als *Delbetsche Faszie* bezeichnet, ermöglicht bis zu einem gewissen Grade eine Unterteilung des Cavum Retzii in einen vor und einen hinter dieser Faszie gelegenen Spaltraum. Durchsetzt man in der Linea alba die vordere Bauchwand und schiebt das dahinter gelegene Gewebe stumpf ab, so befindet man sich in dem präfasziellen Raum und die Blase erscheint dann von einer dichten Bindegewebslage umhüllt. Erst nach Durchtrennung derselben gelangt man auf das locker gewebte, perivesikale Bindegewebe, in welchem die immerhin mächtigen prävesikalen Venen verlaufen (Abb. 53). Unmittelbar dahinter liegen bereits die Längszüge der Blasenmuskulatur. Sehen wir von der Schichtenbildung des zwischen Blasenmuskulatur und hinterer Rektusscheidenwand gelegenen Bindegewebslager ab, so kann man sagen, daß zwischen der Blasencavität und der Haut in der Linea alba selbst nur das Bindegewebe der Linea alba, weiters jenes zwischen Blasenwand und Bauchwand und schließlich die Blasenwand selbst gelegen sind. Das eben beschriebene Bindegewebe des Cavum Retzii reicht über die Blase bis in die Nabelgegend nach aufwärts, kennzeichnet sich überall durch seine lockere Textur und ermöglicht die Ablösung des Peritonaeums innerhalb dieser Zone in ziemlich einfacher Weise. Die Umschlagstelle des Peritonaeums von der vorderen Bauchwand auf die hintere Blasenwand kennzeichnet sich bei der Ablösung durch eine seichte Furche, entsprechend dem oberen Blasenrand (Abb. 53). Entscheidend für die Frage, ob am Grunde der gesetzten Wunde Blase oder Peritonaeum vorliegt, ist das Vorhandensein der im perivesikalen Bindegewebe verlaufenden, meist längs gerichteten ziemlich großen Venen.

Ich habe die topographischen Verhältnisse an der vorderen Blasenwand deshalb genauer beschrieben, weil sie auch für die Sectio alta in Betracht kommen. Bei der Punctio vesicae wird der Troikart knapp oberhalb der Symphyse eingestochen. Bei der **Sectio alta,** gleichgültig, welche Schnittführung man zur Durchtrennung der vorderen Bauchwand verwendet, wird der peritonaeumfreie Anteil der Blase im breiten Umfang bloßgelegt und hierauf die Blase eröffnet. Das lockere Bindegewebe des Cavum Retzii ist überdies auch von Bedeutung für die Verbreitung einer eventuell vorhandenen Urininfiltration.

X. Vorlesung.

Operationen am Urogenitaltrakt.

Nephrektomie.

Die retroperitonaeal gelegene Niere ist sowohl von der Bauchhöhle, also transperitonaeal, als auch von der Lendengegend her, retroperitonaeal, zugänglich. Von diesen beiden Methoden wird die erstere bei dringlichen Operationen kaum in Frage kommen, es sei denn, daß das Cavum peritonaeale aus irgendeinem anderen Grunde bereits eröffnet sei. Aber auch in diesem Falle ist die Überlagerung der Niere von seiten der peritonaealen Baucheingeweide eine ziemlich komplizierte, so daß sich dieser Weg als schwierig erweist.

Die rechte Niere kann man sich vom Cavum peritonaeale aus derart zugänglich machen, daß man die Leber nach aufwärts schlägt, das Peritonaeum parietale, welches die rechte Niere deckt, einschneidet und mit der Flexura coli dextra, eventuell auch mit der Pars horizontalis duodeni superior zusammen nach abwärts disloziert. Schwieriger ist es dabei, bis an die Unterbindungsstelle der Nierengefäße medialwärts zu gelangen.

Die linke Niere kann man aufsuchen, indem man das Dünndarmkonvolut nach rechts verdrängt. Links von der Flexura duodenojejunalis erblickt man durch das daselbst sekundär fixierte Mesocolon descendens hindurch den unteren Pol der linken Niere. Es empfiehlt sich zur Schonung der Äste der Arteria colica sinistra sowie der von der Colica media zur sinistra gehenden Arkade die Flexura coli sinistra zu mobilisieren und nach unten zu schlagen. Der von der Cauda pancreatis und der Milz gedeckte mittlere und obere Anteil der linken Niere kann durch Verlagerung der deckenden Teile ebenfalls frei gemacht werden. Auch hier gestaltet sich die kunstgerechte Freilegung der Nierengefäße behufs Unterbindung schwierig.

Viel einfacher ist die retroperitonaeale, also **lumbale Freilegung der Niere,** für welche eine ganze Reihe von Methoden existiert, die sich hauptsächlich durch die Schnittführung, weniger durch den dabei eingeschlagenen Weg bei der Durchsetzung der Schichten unterscheiden. Die Nieren liegen in den zur Seite der Wirbelkörperreihe befindlichen Buchten derart untergebracht, daß ihr konvexer Rand nach hinten und außen, ihr Hilusrand nach vorne und innen sieht. Im allgemeinen kann man angeben, daß die Niere von der Höhe des unteren Randes des elften Brustwirbels bis in die Ebene des dritten Lendenwirbels reicht. Ihre dorsomedial gekehrte Fläche liegt dabei der Muskulatur auf, und zwar der kraniale Abschnitt der Niere der Pars lumbalis des Zwerchfelles, der anschließende dem Musculus quadratus lumborum. Das Verhalten zwischen der Niere und dem Zwerchfell variiert innerhalb geringer Grenzen,

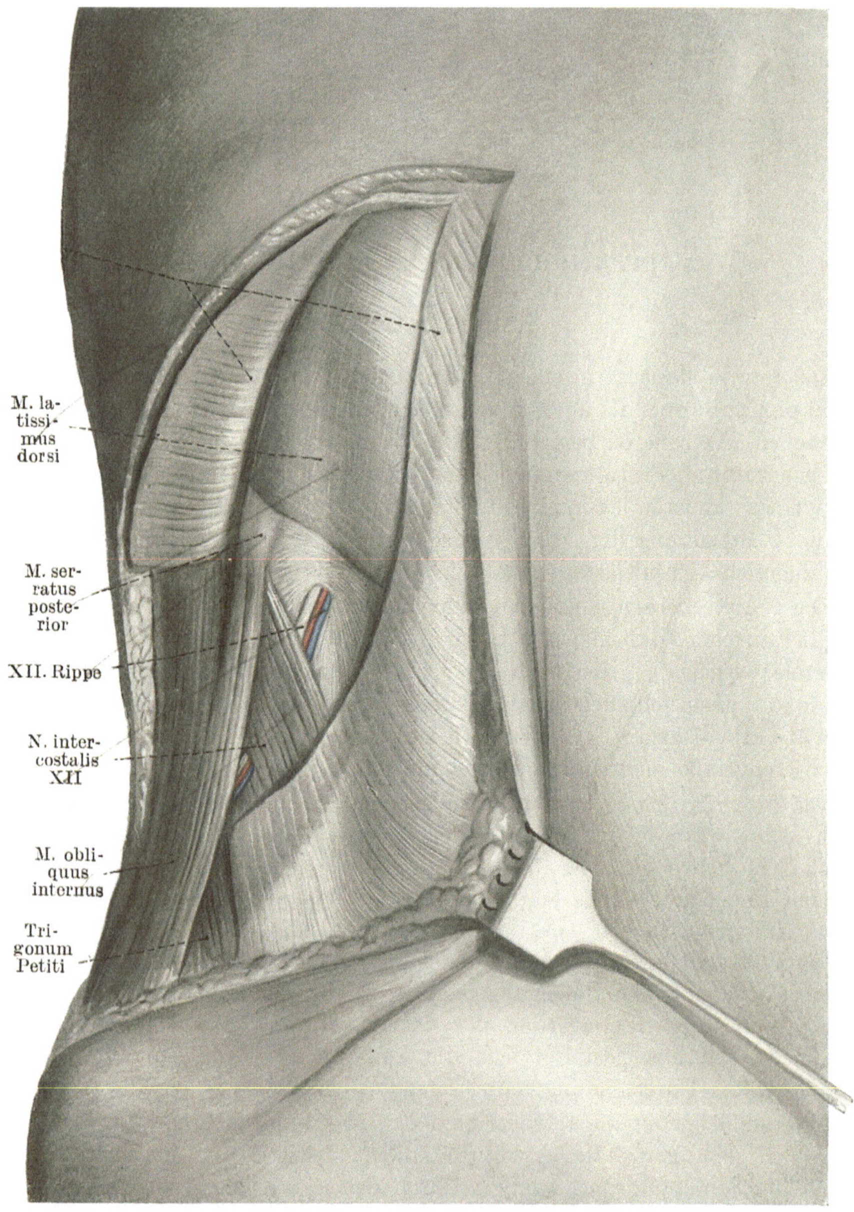

Abb. 54. Topographie des lumbalen Nierenschnittes. I. Schicht.

je nachdem, ob die Niere höher oder tiefer situiert ist. Die kindliche Niere liegt tiefer und erreicht mit ihrem unteren Pol fast immer den oberen Darmbeinrand. Durch die Lagebeziehung der Niere zum Zwerchfell werden einerseits die respiratorische Verschieblichkeit der Niere, andererseits ihre Topographie zum Pleuraraum und damit natürlich auch die Wechselbeziehungen zwischen pleuralen und perinephritischen Prozessen begreiflich. Da der Pleura-

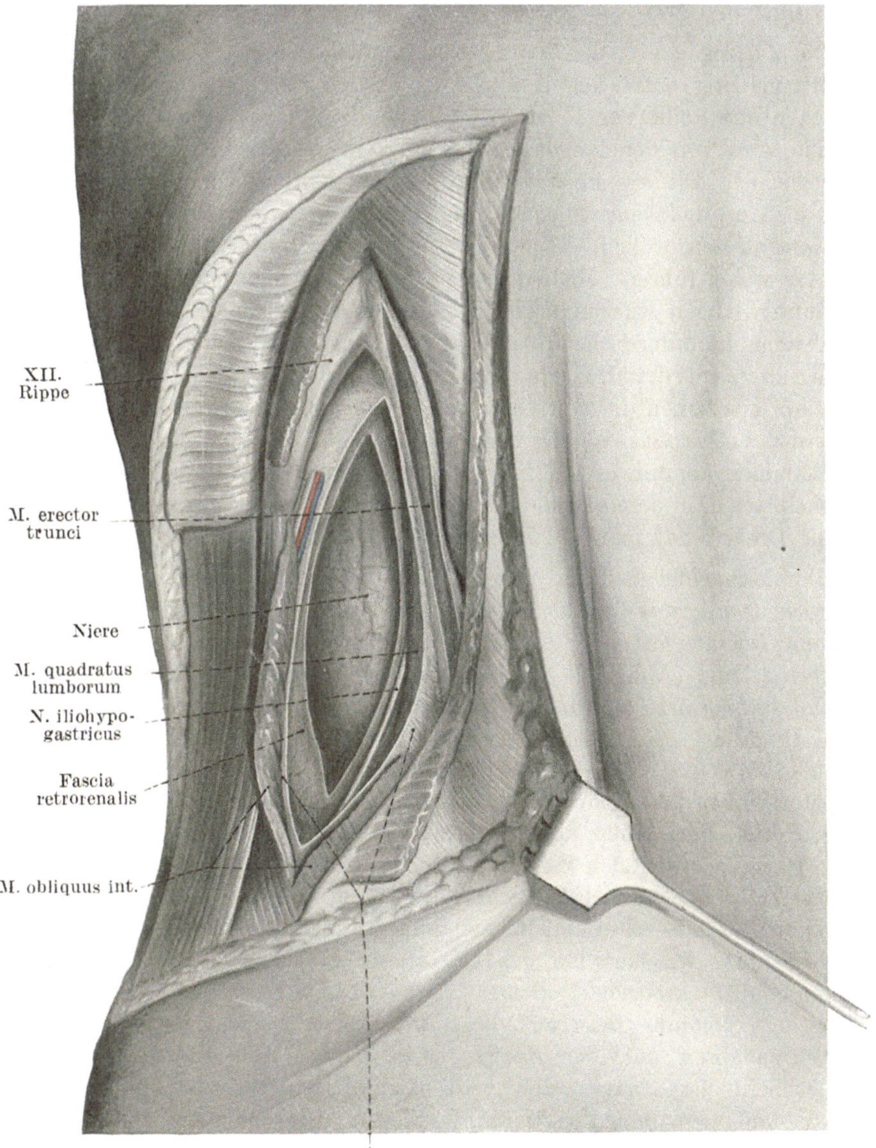

Abb. 55. Topographie des lumbalen Nierenschnittes. II. Schicht.

raum gerade hier bis an die 12. Rippe reicht, für die Freilegung der Niere aber die 12. Rippe selbst einen wichtigen Orientierungspunkt darstellt, ist das Verhalten zwischen Niere, 12. Rippe und Pleura während der Operation besonders ins Auge zu fassen. Verletzungen der Pleura bei der Nephrotomie sind auch des häufigeren vorgekommen. Man hat diese Zufälle — die Offenbarung topographischer Unkenntnisse von seiten des Operateurs wird als Zufall bezeichnet — auf mangelhafte Entwickelung oder auf Fehlen der 12. Rippe bezogen. Doch kommen dergleichen Zufälle auch bei gut entwickelter 12. Rippe immerhin vor.

Die Zugänglichkeit der Niere ist nur möglich lateral von den Enden der relativ mächtig entwickelten *Processus costarii* der Lendenwirbelsäule. Die zwischen der Reihe der Dornfortsätze und den Processus costarii befindliche Furche wird von den langen Rückenmuskeln der Lumbalgegend erfüllt und ausgeglichen. Die am kräftigen Individuum deutlich vorspringenden Wülste sind der Ausdruck jener Muskeln, welche wir unter dem Namen *Erector trunci* zusammenfassen wollen. Der Weg zur Niere kann daher nur lateral vom Erector trunci führen. Die Verteilung der Muskeln, abgesehen von dem eben erwähnten langen Rückenmuskel, ist kurz gesagt folgende: bis an den Darmbeinkamm hinunterreichend, an der mächtigen Fascia lumbodorsalis entspringend, zieht der *Musculus latissimus dorsi* schief nach oben und außen. Vor ihm erscheinen die von vorne unten nach hinten oben steil aufsteigenden Fasern des *Musculus obliquus abdominis externus.* Knapp oberhalb des Darmbeinkammes kommt es zu einer kleinen Dehiszenz zwischen diesen beiden Muskelplatten, in deren Grund der *Musculus obliquus internus* erscheint. Dieses kleine Dreieck hat man als *Trigonum Petiti* bezeichnet.

Durchschneidet man den Musculus latissimus dorsi, so erscheint der variabel entwickelte *Serratus posterior inferior* und der freie hintere Rand des *Musculus obliquus internus* mit der Spitze der 12. Rippe, bis zu welcher man diesen Rand verfolgen kann (Abb. 54). Die hier gelegene Partie der Fascia lumbodorsalis strahlt lateralwärts aus und dient noch dem *Musculus transversus abdominis* zum Ursprung. An dieser Stelle kommt der 12. Interkostalnerv mit den dazu gehörigen Gefäßen zum Vorschein. Deutlich prägt sich der Wulst des Erector trunci aus. Schneidet man auf diesen Wulst ein, so befreit man den Muskel aus seiner Hülle, kommt aber dabei auf einen falschen Weg. Schneidet man lateral von der den Seitenrand des Wulstes begrenzenden Furche ein und verlängert den Schnitt beckenwärts durch den daselbst befindlichen Musculus obliquus internus, so erscheint der laterale Rand des *Musculus quadratus lumborum,* unter welchem ein das Operationsfeld schief von oben innen nach unten außen kreuzender dicker Nerv, der *Nervus iliohypogastricus* zum Vorschein kommt. Der Nerv liegt dabei einer verschieden dichten Bindegewebsmembran auf, der *Fascia retrorenalis.* Durchsetzt man die Faszie, so erblickt man bereits den perirenalen Fettkörper am unteren Pol der Niere und den den Quadratus lumborum überragenden konvexen Rand dieses Organs (Abb. 55).

Bei der chirurgischen Freilegung der Niere müssen die hier aufgezählten Schichten durchtrennt werden. Je nachdem, ob ein schief nach abwärts laufender oder ein mehr steil verlaufender Lumbalschnitt verwendet wird, werden die Schichten näher oder ferner vom Erector trunci durchbrochen. Je weiter lateral man die Schichten durchsetzt, um so schwieriger gestaltet sich später die Freilegung des Nierenstieles. Unter jeder Bedingung aber ist es von Vorteil, parallel mit dem Erector trunci möglichst in der Nähe des lateralen Randes dieses Muskels in die Tiefe zu gehen, um den lateralen Rand des Quadratus lumborum, auf welchem ja die Niere liegt, zu erreichen. Ein ausgezeichneter Wegweiser für die Schicht, in der man sich befindet, ist dabei der

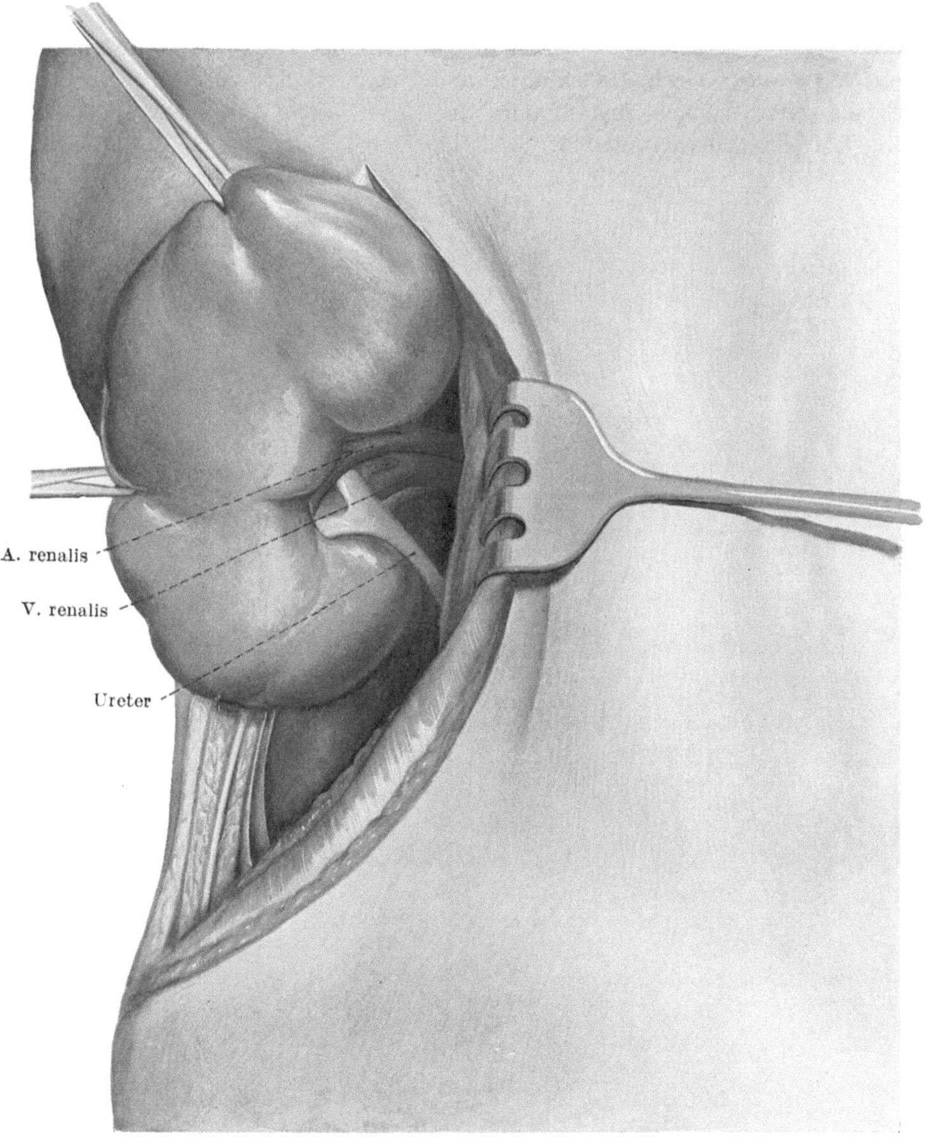

Abb. 56. Freilegung der linken Niere durch den Lumbalschnitt. Chirurgischer Weg.

Nervus iliohypogastricus, welcher, wie schon erwähnt, gerade auf der Fascia retrorenalis gelegen ist. Das Erscheinen dieses Nerven im Operationsfeld zeigt an, daß man sich unmittelbar auf der Niere befindet. Die Niere kann nun, einmal freigelegt, falls sie nicht mit der Nachbarschaft pathologisch verwachsen ist, leicht aus ihrem Fettlager gelöst und nach außen und hinten gezogen werden. Bei der nötigen Vorsicht gelingt es leicht, den Hilus von hinten freizulegen, wobei man zuerst auf das Nierenbecken, eventuell einige kleinere Äste der Arteria renalis stößt. Am unteren Rand des Nierenbeckens sieht man den Ureter abziehen (Abb. 56). Besondere Vorsicht ist bei der Freilegung der Nierenvene und der Nierenarterie geboten, welche stumpf präpariert und medialwärts verfolgt werden. Nach Abklemmung und Unterbindung derselben werden die Gefäße durchschnitten, hierauf wird die Niere, welche nur mehr am Ureter hängt, vollkommen entbunden.

Sachverzeichnis.

Chirurgische Anatomie und Operationstechnik des Zentralnervensystems. Von Dr. **Julius Tandler**, o. ö. Professor der Anatomie an der Universität Wien, und Dr. **E. Ranzi**, a. o. Professor der Chirurgie an der Universität Wien. Mit 94 zum großen Teil farbigen Figuren. 1920. Gebunden GZ. 12

Studien zur Anatomie und Klinik der Prostatahypertrophie. Von Dr. **Julius Tandler**, o. ö. Professor, Vorstand des anatomischen Instituts an der Universität Wien, und Dr. **Otto Zuckerkandl** †, a. o. Professor der Chirurgie an der Universität Wien. Mit 121 zum Teil farbigen Abbildungen. 1922. GZ. 12; gebunden GZ. 15

Die biologischen Grundlagen der sekundären Geschlechtscharaktere. Von Dr. **Julius Tandler**, o. ö. Professor der Anatomie, und Dr. **Siegfried Grosz**, Privatdozent für Dermatologie und Syphilidologie, beide an der Wiener Universität. Mit 23 Textabbildungen. 1913. GZ. 8

Verlag von J. F. Bergmann in München

Entwicklungsgeschichte und Anatomie der weiblichen Genitalien. (Aus „Handbuch der Frauenheilkunde" von Menge und Opitz.) Von Prof. Dr. **Julius Tandler**, Direktor des Anatomischen Instituts der Universität Wien. Mit 34 zum Teil farbigen Abbildungen. 1913. GZ. 4

Lehrbuch der topographischen Anatomie für Studierende und Ärzte. Von Dr. **H. K. Corning**, Professor der Anatomie an der Universität Basel. Mit 677 meist farbigen Abbildungen. Zwölfte und dreizehnte Auflage. 1922. Gebunden GZ. 32,50

Grundriß der chirurgisch-topographischen Anatomie. Von Geheimrat Professor Dr. **O. Hildebrand**, Direktor der Chirurg. Universitätsklinik Berlin. Dritte, verbesserte und vermehrte Auflage. Mit 194 teils mehrfarbigen Abbildungen. 1913. Gebunden GZ. 12,60

Stereoskopische Bilder zur Gehirn-Schädel-Topographie. Von Dr. **Friedrich Heiderich**, Professor der Anatomie an der Universität Bonn. 15 Tafeln mit Text und 3 Abbildungen im Text. 1920. GZ. 10

Die Grundzahlen (GZ.) entsprechen den ungefähren Vorkriegspreisen und ergeben mit dem jeweiligen Entwertungsfaktor (Umrechnungsschlüssel) vervielfacht den Verkaufspreis. Über den zur Zeit geltenden Umrechnungsschlüssel geben alle Buchhandlungen sowie der Verlag bereitwilligst Auskunft.